和食の底力

番茶・ゴマ・海苔・味噌

船瀬俊介
Funase Syunsuke

花伝社

番茶・ゴマ・海苔・味噌　和食の底力◆目次

第1部　ガンで、肥える〝悪魔〟の産業
神様、仏様、ガン様！　ガンほど〝おいしい〟ビジネスはない

第2部　これぞ驚異の和食パワー　番茶のがぶ飲み、ゴマの黒がけ、海苔のバカ食い

はじめに

あなたは、ガンで死にたいですか？

いまや、日本人二人に一人はガンで死ぬ……といわれます。

でも、その正体はちがいます。ガンで〝亡くなった〟といわれるひとの八割は、ガンで死んだのではありません。

●

現在三六万人が毎年、ガンで死んでいると政府（厚労省）は発表しています。これは、真っ赤な嘘です。じつは、その**八割、約二九万人はガン治療で〝殺されて〟いる**のです。

抗ガン剤の正体は、超猛毒の毒薬です。弱ったガン患者に猛毒を打てば、死ぬのはあたりまえです。抗ガン剤治療の正体は、〝毒殺〟だったのです。

一〇人に一人、二人のガンが縮んでも、それは〝治った〟ことになりません。

五～八か月たつと、全てが元の大きさにリバウンド（再増殖）することが判っています。

ガン細胞は、みずからの遺伝子を変化させ、抗ガン剤を無力化するのです（一九八五年、米「東海岸報告」）。

放射線治療も物凄い発ガン性があります。やはり、一時的に効いたようでも、最後はガン再増殖で悲惨な最期をたどるでしょう。

手術も、専門医は「切っても切ってもガンは増殖して治らない」と認めています。

こうして、一縷《いちる》の望みを託した〝ガン治療〟という名の〝虐殺〟で、毎年三〇万人近い人々が苦悶のうちに、息を引き取っています。

戦後、ガン治療で〝虐殺〟されたひとびとの数は一六〇〇万人を超えるでしょう。それは、太平洋戦争の犠牲者の約五倍……。

それだけの犠牲者を出しながら、だれも、この戦慄《せんりつ》の事実に、気づきません。

なぜでしょうか？

教育と、マスコミが、完全に医療利権を牛耳る〝闇の力〟に支配されているからです。

だから、現代の人類の本当の姿は、地球という牧場で飼われている〝家畜〟のようなものです。わたしの一連の著作を読まれたかたなら、だまってうなずいていただけるでしょう。

「病院に行ったガン患者の平均余命はわずか三年である。病院に行かず、ガン治療を拒否したガン患者の余命は一二年六か月。ガン治療を受けないほうが四倍以上も生きるのだ」（カリフォルニア大学医学部、ハーディン・ジェームズ博士）

このように抗ガン剤、放射線、手術で〝虐殺〟されるガン患者の末期は、目をそむけたくなるほど凄惨です。惨《むご》いという一言ではいいあらわせません。

抗ガン剤で〝毒殺〟、放射線で〝焼殺〟、手術で〝斬殺〟されるのです。

あなたは、そんな人生の最期を迎えたいですか？

そうでは、ないはずです。

わたしは、これまでガン治療で殺されない方法について多く書いてきました（『抗ガン剤で殺される』『抗ガン剤の悪夢』『笑いの免疫学』『ガンになったら読む10冊の本』（花伝社）、『病院で殺される』『血液の闇』（三五館）など）。

しかし、予防は、あらゆる治療に勝ります。

本書はガンにかからないベストの秘訣をご紹介します。

それは、食べ物を改めることです。そして、**ガンを防ぐ食べ物は、日本の伝統的な和食にあったのです。**まさに灯台もとくらし。

番茶は胃ガンなどを五分の一に減らします。ゴマは発ガンを三分の二に抑えます。海苔は大腸ガンを五分の一に激減させます。梅肉エキスは胃ガン原因ピロリ菌を二％台に激減させます。干しいたけは、ガンどころかエイズにも著効があります。

みそ汁を飲むと肝臓ガンは三分の一、乳ガンも半減します。

大豆は、アメリカ政府も認めた「抗ガン食品」のトップです。あらゆるガンに対して抗ガン作用があります。そして、一四種類もの和食が、その超抗ガン食材、大豆を原料としているのです。

これに対して、抗ガン剤など医薬品は、例外なく〝毒物〟です。市販薬も同じです。

どちらを選ぶべきか？　それは赤子でもわかります。

一九七七年に発表されたアメリカ「上院栄養問題特別委員会報告」は、欧米先進国の食事は完全にまちがっていた、という悔恨で満たされています。

同報告は、こういう結論で結ばれていました。

「人類が到達した、最高の食事が存在する。それは、日本の伝統食である」

緑なす、この美しい列島で、父祖たちが育んできた日本の伝統食こそが、ガンや他の病気を防ぐ最高の食スタイルだったのです。

先祖の叡智《えいち》に感謝しながら美味しくいただきたいものです。

さあ――。

驚異の抗ガン作用を秘めた〝和食の底力〟を探る旅に出かけましょう！

第1部

ガンで、肥える“悪魔”の産業

神様、仏様、ガン様！　ガンほど“おいしい”ビジネスはない

ガンが増え、医療利権は大もうけ

あなたか、わたし……二人に一人

ガンが激増しています。

二人に一人がガンで死ぬ。その恐怖も目前です。

あなたか、わたし……どちらかがガンで死ぬ。すると、たいてい「アナタ……」と相手を指さす。ガンは罹《かか》るまでは他人ごとなのです。激増ぶりは、とどまらない。

絶句するガンの恐怖です。二〇一一年度、国民医療費はついに空前の域に達した。その額、約三八兆五八五〇億円。前年度より一兆一六四八億円（三・三％）も増加している。それはケタ外れの〝医療利権〟です。これだけ驚倒するほどの膨大な医療費にかかわらず、病気は一向に減らない。それどころか右を向いても、左を向いても、半病人、病人だらけ。**莫大な医療費が、〝病人製造費〟と化しているこ**との証明です。つまりはマッチポンプ。医療関連のエライ先生は、こうのたまう。近年、日本の医療は大きく進歩した……。

フザケルな……！　と怒鳴りつけたくなる。

呆《あき》れたエピソードを聞いた。大手製薬会社の重役たちは、売上が落ちてくると、次のような〝呪文〟を唱えるそうです。

これをガンをかける、とシャレのめす気力も起きない。それだけ、製薬会社にとってガン患者は〝おいしい〟のです。

――神様、仏様、ガン様――。

一日で治る患者を一年ひきのばせ

現代医療とは、一言でいえば〝四て主義〟です。

①**「計って」**②**「盛って」**③**「刺して」**④**「斬って」**……をくりかえす。言い換えると①検査漬け、②薬漬け、③チューブ漬け（スパゲッティ療法）、④人斬り療法。

ガン患者が病院にやってくる。関係者はもみ手をしたくなる。〝おいしい〟儲けが不安気な面持ちでお辞儀している。

さて、これから病院も、医者も、看護師も、製薬会社も……その〝分け前〟に預かることになる。おまけに日本の医療制度は、〝出来高払い制度〟。じつに都合のいい制度になっている。

つまり、失敗した医者ほど、儲かるシステムです。

わかりやすい教訓を教えてあげましょう。

医療関係者なら、だれでも知っているはず。

「医者は、一日で治る患者を一日で治してはいけない」

「一日で治る患者を、七日で治せば初心者」

「一か月で治してマアマア」

「一年引き伸ばせば、院長になれる」

これで、おわかりでしょう。病院とは、断じて病気を治すところではない。ホンネは患者をダシに、カネを稼ぐところなのです。それも法外な金額のカネを……。

ここまで書くと、医療関係者はムカムカと怒りがこみあげてくるはずです。

なら、あなたの胸に手を当てて自問してみよ。「ぜったいそうでない」と声を荒げて反駁《はんばく》できるか？

ぼくにはこんな治療しないでネ

ある高名な医者は、こともなげにこう言い放ちました。

「医者の言うとおりしていたら、長生きできませんヨ」

これほど正直な言もあるまい。

あるガンの名医は、ガン手術中に、看護師にポツリと言った。

「ぼくがガンになったら、こんな治療はしないでネ……」

まさに、まよえる迷医。さらに、かれはこう付け足した。

「ぼくがガンになったらゲルソン療法にしてネ……」

これは後述（二五頁〜）のごとく末期ガンの多くを生還させたことで世界的に注目されてい

る栄養療法です。

目の前のガン患者はメスで斬り刻んで、自分がガンになったら「斬らないでネ」と言っている。これほど、身勝手もあるまい。しかし、これは医療関係者のホンネではないですか。

かれらは、自分たちが施している治療が、どれほど効果が乏しく、恐ろしいものか、日頃の体験で、よく知っている。その正体は〝治療〟という名の〝銭もうけ〟なのです。だから、仕方がない。

〝治療〟ではない――と言われ、また憤激する医者がでてくるでしょう。なら、言ってやろう。あなたは、自分のやっている行為が治療だと思っているのか？

石油メジャーが世界の医療利権を独占

自然治癒力が病気を治すのだ

古代ギリシアの医聖ヒポクラテスは喝破しました。

「人は自らのなかに、一〇〇人の名医を持っている」

〝一〇〇人の名医〟とは、自然治癒力のことです。これを医学用語で〝ホメオスタシス〟と呼ぶ。手を傷つけても、いつのまにか、ほとんど跡形もなく元どおりになっている。いったい誰が治したのか？　これこそ、大自然の力（すなわち〝神〟）が人間に与えたもうた内在の力なのです。

「――医者やクスリが、病気を治すのではない」「ヒトの自然治癒力で病気は治るのです」

わたしが敬愛してやまぬ小児科医、真弓定夫先生は、明解に言い放つ。

ガンの医者、千人〝殺して〟一人前

抗ガン剤も手術もまったく無力……


ある知人の医者がいます。その公開の場での告白です。

「私は内科医として、三五年間で約八〇〇〇人の患者さんを診てきました。全ての患者さんに抗ガン剤を投与し、約五〇〇〇人には手術も施しました。しかし、この中で現在、生きている患者さんは一人もいません。だから、ハッキリこの場で申し上げます。抗ガン剤、手術はまったくガンには効果はありません」

会場は水を打ったように静まった。彼は私と同年輩で、そのとき五〇代半ばでした。

以来、彼は、〝殺人〟治療と決別して、代替療法への道を進み始めたのです。

そのまま、抗ガン剤、手術、放射線など従来のガン治療を続けていたら、まちがいなく一〇〇〇〇人以上の患者さんを死なせていたでしょう。

だから、私は、悲しく、痛切な思いでこう記《しる》すしかないのです。

「ガンの医者、千人〝殺して〟一人前……」

脳神経外科医のT医師は、医学の世界には〝医者の島〟がある、と皮肉をこめて語ります。そこでは島の〝言い伝え〟で「ガンは治らない」ことになっている、そうです。そして、〝島の掟《おきて》〟に従わない医者は、生きてはいけない。

彼は、自分が「ガン治療で多くの患者さんを〝手にかけた〟」ことを今でも悔やんでいます。

「あの若者の苦しむ姿が……」。

彼は涙声を詰まらせます。脳しゅようの患者に、有害無益の猛毒抗ガン剤を投与して、手にかけて（殺して）しまった。

その光景を思い浮かべると、ただ泣いてしまうそうです。本当にやさしく、温厚なT医師は、現在、クスリを使わない療法を説いて、全国を講演行脚しておられます。そんな、目覚めた、良心の医師たちが増えています。彼等の悔恨《かいこん》は、現代医療を盲信した、私たち患者の側からの痛恨でもあります。

医師も患者も、もはや目覚めるときなのです。

ガン治療受けない方が四倍長生き

アメリカのハーディン・ジェームズ博士の報告は衝撃的です。

「ガン治療を受けた患者の平均余命はわずか三年だが、治療を拒否した患者の平均一二年六か月も生きる。病院のガン治療を拒否すれば四倍以上も生きられるのだ」

これは逆にいえば、超猛毒な抗ガン剤、超有害の放射線、さらに、致命的な手術などがガン患者の寿命を四分の一以下に縮めていることの証しです。

まさに、現代医学のガン治療は〝治療〟ではなく、大量〝殺戮《さつりく》〟なのです。

ガンで病院治療を受けている患者さんは、衝撃でしょう。病院に行けば寿命が四分の一以下になる。なら「病院に行かないほうがいい」。赤ん坊でもわかるリクツです。

しかし、それでも病院に行く人が後をたちません。なんという愚かさ……。

それほど、現代人は、脳の髄まで〝洗脳〟されているのです。

次の事実をあなたはどう受け止めますか?

医者に**「あなた自身に抗ガン剤を打つか?」**と訊いたアンケート結果です。

なんと二七一人の医者に質問して「イエス」と答えたのはたった一人でした。

二七〇人のドクターは全員「ノー!」でした。なぜか?

抗ガン剤は、超猛毒で、ガンをまったく治せないことを医者本人は知っているのです。

だから、ガンと診断されても自分どころか家族にも、絶対に打たせない。そしてガン患者が来たら、素知らぬ顔で打つのです。

抗ガン剤一グラム三億三一七〇万円！

どうしてでしょう。それは、抗ガン剤などガン治療が、ものすごく儲かるからです。

日本では、ガン患者一人で医療関係者の儲けは最低でも一〇〇〇万円だそうです（アメリカは約三〇〇〇万円）。だから、彼等は、病室にガン患者が入ってきたというより、一〇〇〇万円の札束が入って来たように見えるのです。

どうして、ガン治療がそんなに儲かるのでしょうか？

それは、ガン治療こそ病院の儲け頭だからです。とにかく、抗ガン剤が腰を抜かすほど儲かる。これまで、一番高い抗ガン剤（商品名：ペグイントロン）を調べて、私は息が止まりました。

その価格は一グラム三億三一七〇万円！

注射器一本で三〇〜四〇億円……。ジェット戦闘機が買えます。その儲けの多くは世界の医療を支配するロックフェラー財閥等の懐に、バキュームカーのように吸い上げられているのです。なぜなら、世界的な製薬会社は全て彼等の傘下にあるからです。ちなみに、ロスチャイルド財閥の所有する世界最大の製薬会社ファイザーが販売している白血病患者向けの抗ガン剤（マイロターグ）は一グラム、四八〇〇万円です。この薬の臨床報告に慄然とします。

「投与した白血病患者の九〇・五％が死亡」

つまり、その正体は猛毒薬でしかない。だから、一〇人の白血病患者のうち九人は〝毒殺〟

されたのです。余りの毒性の凄まじさにファイザー社は米国内の販売を自ら中止しています。同様に欧州も禁止。ただ日本だけは、白血病患者に、この超猛毒の投薬は続行されています。

なぜでしょう？　誤解を恐れずにいえば、原爆投下と同じ。「有色人種は殺してもかまわない」というわけです。

ちなみに「白血病は血液のガン」といわれます。これも、まったくの嘘です。それは、ただ疲弊《ひへい》した白血球細胞にすぎないのです（参照。拙著『病院で殺される』三五館）。

〝ガン死者〟八割はガン治療で「虐殺」された

「ガンを治せないのは常識」（厚労省）

「抗ガン剤はガンを治せるのか？」

直接、厚労省の責任者に質問したことがあります。

応対に出たのは、抗ガン剤担当のK技官です。彼は、私の質問に即答しました。

「抗ガン剤がガンを治せないのは周知の事実です」

つまり、抗ガン剤はガンを治せないのは常識だ、と言い切ったのです。

私が「抗ガン剤には毒性がある、と訊いたが」と続けると。

「大変な猛毒物です」ときっぱり。

「その猛毒で、亡くなるガン患者もいるのではないか？」

「そういう方が、大変大勢いらっしゃる……」

私はあぜんとして絶句。

「それは、治療ではなくて、〝毒殺〟じゃないか！」

これにはK技官は、言葉を濁してはっきり答えませんでした。

さらに……。

「抗ガン剤には、発ガン性があると訊いたが」の質問には。

「大変な発ガン物質です」に、またもびっくり。

「では、そんなものを打ったら、患者に新しいガンができてしまう」

「そういう方が、大変大勢いらっしゃるんですね」

と、K技官は悲しそうに言う。

あなたは、このやりとりをどう思いますか？

ガン治療は、ガンを治せない超猛毒物質を打って、毒殺し、強烈な発ガン物質により、新たなガン患者を大量生産しているだけだ。それを、監督官庁の責任者がハッキリ認めたのです。

「虐殺」論文を破り捨てた学部長

ある国立大学付属病院で、余りにガン患者が亡くなるので、一人のインターン医師が決断した。それは、死亡したガン患者の一年間分カルテを精査して、真の死因を調べることにした。その結果は**「ガンで亡くなった」とされた患者の八〇%は、実際はガンで亡くなっていなかった**。直接の死因は、大半が感染症だった。肺炎、院内感染、インフルエンザ、カンジダ感染症……などなど。なぜ、ガン患者が最後は感染症で亡くなるのか?

それは、抗ガン剤や放射線、手術などで免疫力が徹底的に破壊されてしまうから。とくに抗ガン剤と放射線は、免疫細胞を壊滅的に死滅させる。だから、最後は無菌室などで息を引き取る。その他、抗ガン剤等には、物凄い副作用があり、それらが器官、臓器を衰弱させ、最後は死にいたる。なんのことはない。死亡した患者の八〇%はガン治療の「重大副作用」で、〝殺されている〟のです。

この驚愕事実には、後日談があります。内部告発によれば、この医師は、これら調査結果を博士論文にまとめ、学部長の審査をうけようと持参したそうです。ところが、論文を一読した学部長は、激怒し、その場で論文を破り捨てたという。

この衝撃事実が世間に知られたら、遺族は激怒し、責任追及どころか損害賠償を求める裁判も激発しかねない。そこで、論文を引き千切りゴミバコに叩き込んだわけです。

犠牲者は太平洋戦争の約五倍

しかし、死亡したガン患者の八〇%は、じっさいはガン治療の副作用で〝虐殺〟されている、という事実だけは明らかにされた。すると、現在、年間三六万がガンで死亡しているといわれます（厚労省発表）。しかし、実際は、その八〇％、二九万人はガンではなく、ガン治療によって〝殺されている〟のです。

私が試算すると、戦後、こうしてガン治療で〝殺された〟犠牲者の数は、約一六〇〇万人強……。太平洋戦争の犠牲者の約五倍もの人々が〝ガン戦争〟で生命を落としているのです。しかし、この空前絶後の医療犯罪について、ほとんどの日本人は、まったく無知のまま放置されているのです。

冒頭のジェームズ報告を思い出してください。

ガン治療を受けた人の余命は、受けなかった人の四分の一以下！

抗ガン剤、放射線、手術の正体がガンを治すどころか、ガン患者の生命を縮める〝虐殺〟療法なのだから、当然です。

中村勘三郎、原田芳雄、大滝秀治、坂口良子……有名人も次々に、ガンで亡くなった（？）と報道されます。しかし、かれらの八割も確実に、ガン治療による医療過誤で〝殺された〟のです。しかし、その真実は、永久に棺桶の中に封印されてしまうのです。

それは、医学教育どころかマスメディアですら、これらガン治療の真実に触れることは、絶対タブーだからです。

こうして無知なる人々は、今日もこの有料〝屠殺場〟の門前に、羊の群れのごとく黙々と行列を作るのです。

クスリはほんらい〝毒物〟である

近代医療は、根底から狂っている。

わたしは、そう確信します。その理由を述べます。

――クスリ（毒物反射）はほんらい〝毒〟である。この薬物の〝毒〟作用に対して、生体は何らかの反作用で反応する。それが、医薬品の〝効能〟と呼ばれるものである。これを薬学では「主作用」と呼ぶ。しかし、ほんらい〝毒物〟のため、投薬の目的とする「主作用」以外にも、目的としない反作用も現れてしまう。これが「副作用」である。生体の薬物への反応は一つとは限らない。よって「副作用」は避けることはできない。「副作用」がときとして深刻な健康被害をもたらす。これを「薬害」あるいは「医原病」と呼ぶ――。

つまり、理想の医療とは、ほんらい毒物である薬を使わないで、患者を治すことにあるのです。

石油化学利権が四医学流派を追放

かつて、西洋の医学には五つの系統が共存していました。

①ホメオパシー（同種療法）

②ナチュロオパシー（自然療法）
③サイコセラピー（心理療法）
④オステオパシー（整体療法）
⑤アロパシー（薬物療法）

ところが一九世紀に入ると、国家の意図によって、①〜④の流派は、排除、弾圧、追放されてしまった。そして**⑤アロパシー（薬物療法）**のみが、国家の庇護を受けて、医療利権を独占したのです。なぜか？　薬物利権は、石油利権と固く結ばれていたからです。はやくいえば、石油化学利権が、全世界の医療利権を独占したのです。

⑤薬物療法は、薬物で症状を押さえこむという発想なので「対症療法」とも呼ばれる。人間が発熱する。下痢をする……などは、一見病気に見えるが、それは生体が正常な状態に戻ろうとする過程の現れです。人間の健康、すなわち恒常性（ホメオスタシス）を保とうとする現象が、さまざまな症状（病気）と呼ばれるのです。なら、それを薬物の力で抑えこむという現代の⑤薬物療法は、ほんらいの生体システムに逆行するものです。

「食で治せぬ病は医も治せない」

――食は「薬」にもなり、「毒」にもなります。

▼「食事で治せる病気なら、薬は奥の薬壺にしまっておきなさい」（ヒポクラテス　古代ギ

リシアの医聖）

▼「間違って食べれば、どんな医者も治せない。正しく食べれば、医者はいらない」（V・ロッシーニ　医学博士）

▼「食べるパンが白いほど、あなたはそれだけ早く死に近づく」（H・ウィリー　医学博士）

▼「白パンを濡れた手で握ると手のひらにベットリ。同じことが腸内で起こる」（A・エレッド　教育者）

医聖ヒポクラテスは「食で治せない病気は、医もこれを治せない」と、②**ナチュロオパシー（自然療法）**の重要性を説いています。しかし、この当然ともいえる「食事療法」は、現代医療の利権構造から完全に排除、弾圧されています。その他も同様です。五流派のうち〝毒物〟をつかう最悪の⑤**薬物療法**だけが巨大化学利権の下に生き残ったのです。

現代医療が根底から狂っているのは、当然でしょう。

中国漢方の世界では「未病で治すが名医」という言葉があります。つまり予防医療（プライマリー・ケア）こそ医の真理――と、五〇〇〇年の昔より確固とした医療哲学として掲げていたのです。日本の伝説の名医、中神琴渓《なかがみきんけい》は、その著『生生堂雑記』（一七九九年）でこう述べています。「**病気になってもクスリを飲ませなければ、まともに医者にかかったのと同じこと**」。「**軽い病気を重くしてしまう医者がいなくなれば、天下の病人の八割は減るだろう**」。

なんと痛快なる真理を穿《うが》つ言葉でしょう。

食の乱れ、汚染がガンの大きな元凶です

〝ガン栄養療法の父〟M・ゲルソン博士

――では、そもそもガンとは何でしょう?

いまや二人に一人の命を奪おうとする人類の業病……。六〇兆あるといわれる体細胞の一部が増殖を始めて、その本体（宿主）を殺してしまう。どう考えても自然界でありえない。ガンこそ、数ある疾患のうち、もっとも不自然な病なのです。

「……七〇年前、アメリカに白血病などなかった。五〇年前、肺ガンなどは病院でもめったにお目にかかれず、解剖例でぶつかることもほとんどなかった。肺ガンの事例があれば、それは必ず論文に書かれるほど……まれだった」

> ★オット用心気をつけよう！
>
> **ピル使用女性、乳ガン二・七倍**　アメリカの市民グループ、パブリック・シチズンは一九九〇年、「避妊薬ピルを常用している女性は、二・七倍も乳ガンを発症」と警告。動物実験でも配合ホルモンの発ガン促進が確認されている。米食品医薬品局（ＦＤＡ）に「注意表示」を要求した。

これは、いまや〝ガン栄養療法の父〟として再評価の声が高いマックス・ゲルソン博士が一九五八年に発刊した『ガン食事療法全書』（邦訳、徳間書店）の一文。

さらに、博士はこう強調する。

「……再び、ほんとうの意味の主婦が必要な時代がくる。ほんとうの主婦とは、家族全員のために、とくに家族の健康の増進と維持のために喜んで尽くそうとする主婦である」

つまり博士は、食事の乱れ、汚染がガンの大きな元凶である……と、五〇年以上前に洞察していたのです。

「今後の世代の未来のために、われわれは農業と食品保存のやり方を変えねばならない」

その慧眼《けいがん》にただ感服するのみ。

微量毒素の侵入に体は反応できない

さて、ガンとは――？　ゲルソン博士はこう解説します。

「人体が変化に適応してとる適応反応は、ごくゆっくりとしたペースでしか進まない。これに対し日々にもたらされる有害な影響は、そのレベルが低いため、人体はこれに防衛反応を起こさない。しかし体の中には、有害物質が次第に蓄積されて、やがてガンが成長を始める……」

たとえば、体内に大量の毒物が入る。すると、ヒトは嘔吐したり、下痢をしたりして、防衛反応を起こす。ところが極めて微量な毒物が、ゆっくりと侵入してくると、体は排泄など防衛反応をとることができない。体内に蓄積されてしまう。それが、発ガン物質として、ガン発生、さらに成長をうながすのです。

「自然な生活ではガンにならない」

博士は断言します。

「ガンは退化病である。ガンが進んでいる状態では、主要な臓器はみなやられている」

つまり〝部分〟ではなく〝全体〟が退化する病という。

「栄養の観点から観察すると、『植物も動物も人間も、永遠の大自然のサイクルの一断片でしかない』という自然なスタイルの生活をしている人々は、ガンにならない――。そういう事実が何世紀にわたって明らかにされてきている」「これに対し、食事をますます大規模に近代化させてきた世界では、比較的短期間にガンを含めた退化病の犠牲になる」

半世紀前の警告だが、今にも十分に通用する。

博士は、ガンに罹《かか》らず、平和に生きる道も指し示す。

「ガンと無縁なことで一番有名なのは、フンザの人々である。かれらはヒマラヤ山中の斜面に住み、自分たちの土地でとれる自然な堆肥で育てた食べ物だけで、生きている。外部からの食べ物は、ここではまったくタブーである」

まさに……「身土不二」の実践がガンと無縁の暮らしを与えてくれているのです。

「有機栽培の作物がガンを防ぐ」

博士は、すでに農業の誤りがガン元凶の一つと指摘しています。

「近代文明が人間にもたらしているダメージは、土壌の悪化からスタートしている。化学肥料は土壌の中のミネラル成分を追い出し、土壌中の虫類がいなくなってしまう。同時に、微生物相を変えてしまった」「生命あるものは生命を生む」「有機栽培の作物が問題を解決する回答になる」

そっくり現代に当てはまる警句です。こうして、医者が見放した末期ガン患者の半数以上を治癒させた、という〝奇跡〟のゲルソン療法が生まれたのです。

ところが、博士はこう言ってのける。

「私の治療に秘密なんて、もちろんない！」

つまり、フンザの人々のような自然な食に戻してあげれば、ガンは自然に消えて行く……。

「肉体の全ての内臓、器官、組織の代謝には、調和が保たれていなければならない」「代謝が乱れると、これが病気の始まりになる」

なんとシンプルで明快なことか……！

つまり不自然な食事は、不自然な代謝を招き、それがガンをひきおこす。

ゲルソン療法は、それをもとに戻すだけに、すぎない。

ガン患者は、いくら殺してもだいじょうぶ

医師免許証は〝殺人許可証〟でアル

名匠、黒澤明監督の初期の傑作『酔いどれ天使』があります。ヤクザ役の三船敏郎に凄まれた酔いどれ医者役の志村喬が啖呵を切る。

「一人や二人殺《や》ったからってデカイ面するな。ワシは一〇人は殺しとる」

なるほど、医師免許証とは、別名〝殺人許可証〟なのです。

★なるほど！　耳よりヒント！

▼野菜の抗ガン作用――米国立ガン研究所（NCI）は、中国の住民三万人を五年間追跡調査。その結果、ビタミンE、金属セレン、緑黄色野菜にふくまれるβカロチンを毎日摂取したばあいガン死亡率が一三％低下。とくに胃ガンは二一％も減った。野菜の絞り汁をマウスに投与すると、しゅよう壊死因子（TNF）が、キャベツ、タマネギ、ニンジンなどには、抗ガン剤につかわれるインターフェロン並の強さを示した。▼同様効果は果物、海草にもみられた（帝京大学薬学部、山崎教授ら）。▼さらに「緑茶が膀胱ガン増殖を抑えた」「サツマイモ絞りカスが子宮ガン、皮膚ガン細胞の増殖を止めた」など（日本癌学会報告）。

「ああ、また死んじゃった……」

今日も全国の病院で、こんなつぶやきがくりかえされている。

アウシュビッツか七三一部隊のごとき殺戮《さつりく》が、今日も白い平和な病棟でくりかえされている。

とくにガン患者は〝殺して〟も、医者はまったく良心は痛まない。

ガン診断は現代版〝手遅れ医者〟?

「どうせ、ガンだから……」

落語で「手遅れ医者」という噺《はなし》があります。

どんな病人が来ても「ああ……手遅れだなぁ」

へっついに蹴つまづいた。

「ああ……手遅れだなぁ」

こう言っておけば、まかりまちがって殺しても「手遅れ」と言ってあるから、遺族も諦めがつく。もし、なにかの間違いで治ったりすれば「手遅れの患者を治した!」と評判になる。門前市が立つ。どっちに転んでも、医者は構わない。

まさに、ガンの診断など、現代版〝手遅れ医者〟です。

だから、「怪しいのは、とりあえずガンということに……」という安直〝診断〟が横行している。なぜなら私の先輩の編集者Hさんは小腸の悪性リンパ腫と診断された。本人も覚悟を決め家族も顔が引きつるなか、開腹手術。そこで医者の発した一言は「アレ……治ってる」。その後「こんなに治っているのは数百例に一例くらい」と得々と説明した。はやく言えば誤診じゃないか！　それから一〇年以上たってもHさんはピンピン元気だ。

抗ガン剤投与がされなくてよかった。もしやられていたら、いまごろ一七回忌だ。

〝毒〟だから、ヒトも死ぬのはあたりまえ

化学療法とは〝毒薬注入〟療法ナリ

「抗ガン剤は、ほとんど発ガン物質です」

アッサリ言ってのけるのは慶応大学・医学部の近藤誠医師（当時）。さらに恐ろしいことを

★オット用心気をつけよう！

ペンキ屋さん、すい臓ガン死五倍　建設業者はガンで死にやすい。肝臓ガンは塗装工は二・八倍。左官職人は二・一倍。さらにすい臓ガンは塗装工、五倍、左官は二倍、食道ガン三倍。大工は鼻腔ガン二倍……とショッキング。建築現場ではシックハウス原因の有毒化学物質が多量に使われており、現場作業員に犠牲者が多発しているのだ（昭和大学医学部・金子教授ら、一九八五年）。

言う。

「抗ガン剤とは、そもそも〝毒〟ですから。〝目的〟は『細胞を殺す』こと。こんなコンセプトの薬は、他にありません。なるほど他の薬にも副作用はある。結果的に細胞を死なすこともある。けれど〝殺す〟ことを狙っているわけじゃない」

つまり、抗ガン剤治療すなわち化学療法とは〝毒薬注入〟療法である。正確に患者に言って欲しい。それが本当のインフォームド・コンセント（事前説明）です（患者も家族も逃げ出すだろう）。

近藤医師は言う。

「『ガン細胞を殺す』ということは『正常細胞も殺す』ということ。ガン細胞と正常細胞は皆さん思ってるほどの違いはほとんどないですから……」

つまり抗ガン剤による化学療法は「ガンも殺す」「正常細胞も殺す」……患者〝毒殺〟作戦――なのです。ガン患者は、ガンで死ぬ前に、抗ガン剤の〝毒〟で苦しみ抜いて死ぬことになる。近藤医師は『患者よ、ガンと闘うな』（文藝春秋）という著書で、医学界を震撼させた。おそらく、抗ガン剤という名の〝毒薬〟に苦しみ抜いて死ぬ（殺される）患者さんの姿に胸を痛められたからでしょう。

実験動物ごまかし「ああ……バレちゃった!」

医師は接待漬け、〝協賛金〟は一〇〇万単位

医師と製薬会社の癒着は、恐ろしいというより、おぞましい。

プロパーと呼ばれる製薬メーカーの営業担当は、自社のクスリを使ってもらいたいため、医者の接待に精をだす。駆け出し営業社員で「一回四〇~五〇万円使う」と平然とテレビで証言していた。接待は、料亭、クラブ、そして、おきまりのSEX接待。

「お医者さんはスケベですね」

顔を隠した内部告発者も苦笑する。

ある医師は、自分の靴を脱いで酒をなみなみ注ぎ「オレに薬を使って欲しかったら、これを飲め」と営業社員の面前に突きつけたという。おぞけの走る光景ではないか。

製薬メーカーの営業は、堂々と医師にワイロを掴《つか》ませる。ただし、名目は〝協賛金〟と熨斗《のし》に書く。医師の懐《ふところ》に入れば、使い道は、だれも永遠に詮索しない。むろん税申告する〝馬鹿な〟医者は一人もいない。

製薬メーカーによれば、駆け出しの医師でも五〇~一〇〇万円単位の〝協賛金〟を付け届ける、という。さらに大物医師となれば「単位は、ひとけたハネあがる」(告発者)。医師の懐《ふところ》に

入るこれら気の遠くなる闇の工作費（ワイロ）も、元を辿れば、患者が負担した薬剤費、保険料、さらに税金（血税）から出ているのだ。

でっちあげデータで抗ガン剤認可

〝協賛金〟の大きな目的の一つに新薬実験で〝有利な〟論文データを書いてもらうことにある。有効率一割足らず……という抗ガン剤の認可のずさんさも、近藤医師から聞いた。

「ある医師は『死んでいる』実験動物の数を『生きている』ことにすり替え、グラフを書き換え、統計的〝有意差アリ〟とやった。生存率を引き上げたわけだね」（近藤医師）

かくして、このインチキ論文で抗ガン剤は「認可」された……というからソラ恐ろしい。その捏造《ねつぞう》論文が、あろうことか英国の権威ある医学雑誌『ランセット』に掲載された。近藤医師が「実験動物のうち何割かは死んでいるはず」と抗議すると、論文提出した日本人医師は、慌てて訂正し「有意差ナシに改めた」（近藤医師）。ずさん極まれり。

新抗ガン剤の実験データほど怪しい

そんな、露骨なごまかしを……。現在も抗ガン剤などクスリ認可実験ではやられているのだろうか？

「やってるだろうね。ごまかしがばれても、『ああ……バレちゃった』で、お終《しま》い」（近藤医師）。

外国の抗ガン剤試験も似たようなもの。

「新しい抗ガン剤だと、最初の臨床成績はいいんです。だけど追試をすると、成績は悪い」やはり捏造でっちあげ疑惑あり。だからかれは「初期論文は信用しないことにしている」と言う。

「ただ、医者たちは、この新抗ガン剤に飛び付くんだよね」と笑う。かくして、効能に捏造疑惑のある抗ガン剤が〝市場〟という名の治療現場に溢れることとなる。そうして〝毒〟で苦悶絶し毒殺された屍《しかばね》が、文字通り死屍累々《ししるいるい》と生産され続けるのです。


凄絶……抗ガン剤イレッサ〝薬殺〟死二四六人

二〇〇二年、発売わずか三か月で、二四六人副作用死……！

抗ガン剤新薬の戦慄する犠牲者の数です。薬品名はイレッサ。アストラゼネカ社が新規開発、発売した、この肺ガン治療用の抗ガン剤の毒性は凄まじかった。こうなると〝薬〟というより完全な〝毒薬〟です。〝治療〟という名の〝薬殺〟です。抗ガン剤の正体は、じつは毒物である。その真実を、ここまでハッキリ示した医薬品も稀有といえよう。

監督官庁の厚生労働省は、マスコミ取材に対して「薬はもともと危険がつきもの」と言ってのけた。つまり「一切の責任はない」と突っぱねた。厚労省に取材しておどろいた。

「死亡例が多いが検討会で認可の『取消し』の必要はない――という結論です。**副作用死は医**

療事故ではありません」

その平然さにあぜん。なんと、この〝毒薬〟は、まだ全国で使われているのです。さらに〝薬殺〟した病院も「〝適切〟に使用されており責任はない」と冷ややか。かれらはウラで手を結んでいる。いわば医療マフィアのかたわれ。その正体もここでハッキリ露見したのです。

バカ医師を大量生産する〝ガン専門書〟

わたしの手元に分厚いガン専門書があります。『ガン全種類別・最新治療法』（学習研究社、三〇〇〇円）。帯に「ガンのすべてがわかる本――一〇〇種以上のガンを網羅した、最新最強のガンの本」と自画自賛。参考文献として購入したがページを繰ってガックリ。

まず、いまガン治療現場で注目されている「栄養療法」について一字も見当たらない。ゲルソン療法など、どのページにも皆無。〝ゲ〟の字もない。「心理療法（サイコオンコロジー）」の記述もゼロ。ましてや「気功療法」など絶無、その他、「鍼灸」「呼吸法」……など海外でも注目されている代替療法についての記述も解説も一切ない。一方で患者に（怪しい）抗ガン剤群を一三ページにわたって解説・紹介。掲載されている〝最新治療法〟も、抗ガン剤を「盛って」メスで「切って」、放射線などを「当てて」の化学、外科、物理療法のオンパレード。

〝専門バカ〟とは、よくぞ言ったもの。これら偏った知識しかない欠陥医師が〝ガンの権威〟

とあがめられている。戦慄し、肌に粟が立つとは、このことです。

恐れ入った。これでどうして「ガンのすべてがわかる本」なのか？　不当表示きわまれり。

こうなると〝白い巨塔〟と呼ばれた大病院は〝バカの巨塔〟と呼び変えたほうが、真理をついているでしょう。

「抗ガン剤は効かない」NCI所長

「効果」が一割足らずでも、ガン患者に抗ガン剤を投与する医者の蛮勇には、〝寒心〟する。

「しかしガン細胞が退縮するのは治療効果が上がっているのです」と反駁するだろう。

ガン腫瘍が縮んだ＝抗ガン剤が効いた。この論法には、恐るべきマヤカシがあります。

一九八五年、アメリカ国立ガン研究所（NCI）のデヴュタ所長は、米議会で衝撃的な証言を行った。「分子生物学的にみても抗ガン剤でガンは治せない」と証言したのです。

「それは理論的にはっきりしました」とデヴュタ所長。

「農薬を使うと農薬の効かない新種の害虫が発生するのと同じように、ガン細胞は自らの〝ADG：アンチ・ドラッグ・ジーン〟（反抗ガン剤遺伝子）の働きで、抗ガン剤の効き目を打ち消してしまうのがわかったのです」

アメリカ随一のガン研究機関の最高責任者の証言に、議場は騒然となった。

ガン細胞「反抗ガン剤遺伝子」で逆襲

ガン細胞も生き残ろうとする生存本能があります。

一度は抗ガン剤の毒性に、ひるんだものの、やがて遺伝子をカチャカチャ組み替えて〝ADG〟を装備。もはや、抗ガン剤をいくら投与しても、カエルの面になんとやら……。

ガン細胞は、抗ガン剤にまったく平気になった。それなのに、患者には猛毒物として作用する。

これでは副作用による〝薬殺死〟へまっしぐらです。

以下はよくガン患者にある例です。半年くらいで退院して、見違えるほど元気な笑顔で挨拶まわり。職場復帰よかったね、と皆よろこぶ。ところが、また半年して、回りの顔が暗い。

「……再発したんだって……」

そしてアッという間の訃報。いったん抗ガン剤が効いて元気になったように見える。医者は「効いた」「治った」と判断する。ところが、ガン細胞は遺伝子を組み替え、抗ガン剤を無力化して、急激に反撃してくるのです。そして、縮んだはずのガン細胞がみるみる増殖して、全身を蝕む。

しかし、医者はシレッと言うでしょう。

「ボク、再発までメンドー見切れないよ」

ショック！　化学療法はガンを何倍にも増やす

抗ガン剤の正体は〝増ガン剤〟だ

さらに一九八八年、ＮＣＩは『ガンの病因学』という数千ページにのぼる詳細リポートを公表。そこで、こう断定しています。

「抗ガン剤を使うと、もとのガンの他に、新たなガンが何倍にも増える」

ショック！　抗ガン剤の正体は、ガンを治せないだけでない。ガンを増やす元凶だったのです。同年、この衝撃的事実は、日本のガン学会でもとりあげられた。

そこで、日本のガン学者たちは、抗ガン剤の正体が、無効であるだけでなく、〝増ガン剤〟であることに愕然、慄然……。密かに箝口令《かんこうれい》がしかれ、この衝撃事実は「なかったこと」とし、患者の耳にいっさい入らないように、闇に葬られてしまった。

ガン治療で抗ガン剤をすすめられたら、必ずこう訊《き》こう。

「このクスリに対する〝アンチ・ドラッグ・ジーン〟はどうなっていますか？」

医者が絶句したり、困惑したら、この医師は無知か、何かを隠している。二度と、その医師の前に現れてはならない。

巨大利権は教育、メディアも完全支配

このように、現代はガン治療をふくめ医療はきわめていい加減です。

しかし、その責任を医師や看護師、医療関係者に問うのは、過酷かもしれない。かれらは大学や看護教育で、**アロパシー（薬物療法）**しか、学んでいないからです。

巨大化学利権は、当然教育も支配しています。きわめて限られた狭い薬物療法の知識を詰め込まれた医師、看護師さらに薬剤師が、大量に医療現場に送り込まれている。

これは、昨今の建築業界と酷似しています。私はなぜ①シックハウス、②コンクリートストレス、③結露、④断熱、⑤防音……を無視した健康破壊の〝欠陥建築〟だらけなのか、首をひねった。そして、理由がわかった。大学の建築学科で、これら①〜⑤について、まったく教えていない。習っていないから、わからない。それで建築のプロとしてまかりとおっている。現代住宅の〝五重苦〟が蔓延するのも当然です。医学も全く同じ。

そして、一般国民、庶民、消費者は、これら驚愕の事実をまったく知らされない。テレビは低俗番組の花盛り。つまり巨大利権は教育（狂育）とあわせてメディアも支配しているのです。

ガンは無限増殖する（?）〝ウィルヒョウの呪い〟

ガンについては、医師たちの恐るべき勘違いがあります。

それは「ガン細胞は、宿主（患者）が亡くなるまで、無限の増殖をする」という固定観念。

これは〝ウィルヒョウの定義〟と呼ばれます。ウィルヒョウは一九世紀のドイツの細胞病理学者。

「ガンの患者学研究所」所長の川竹文夫氏は「なんと絶望的な定義か」と呆《あき》れ、これを〝ウィルヒョウの呪い〟と呼ぶ。川竹氏は断言する。

「これは免疫機能を無視している点で大きな誤り」「ガン細胞は、人類全員に毎日何千個かは生まれている。だから、もしウィルヒョウの言うとおりであれば、全員がガンで死ぬことになる」「人類は一〇〇万年前に絶滅していたはず」

ところが、ほとんどの医者はこの〝ウィルヒョウの呪い〟に呪縛されている、と川竹氏は指摘する。かれらは「『創傷治癒』という言葉は習っているから、骨折や怪我の傷が自然に治ることは理解できる」「にもかかわらず、話がガンに及んだ途端『自然治癒力で治るなんてありえない』となる。その迷いと誤りの根は深い」（川竹氏）。

「自然治癒力」の言葉がない医学テキスト

彼の告発には驚く。

「信じがたいことだが、西洋医学の教科書には『自然治癒力』という言葉が、無い。そのため医師たちは、治療という（外部からの力）を加えない限り、病気は治らないと思い込んでいる。ガンなら『手術で切り取る』『放射線で焼く』『抗ガン剤で毒殺する』しかない。原因さえ取り

除けば治るなんて、信じられないというわけだ」（月刊『総合医学』No.36）。

医聖ヒポクラテスが、筆頭に述べた「自然治癒力」の存在が西洋医学の教科書から、消し去られている！　そのことは、驚くに当たらないかもしれない。「自然治癒力」の存在を認め、医者に教えたら、たとえば日本では約四〇兆円という目のくらむ巨大医療利権をかっぱらうことが、できなくなるからです。

かくして「大半の患者は、こうした医者の考えに感染」する。こうして「治せないと思っている医者」と「治らない」と思っている患者のコンビができあがる。

川竹氏は、これを〝絶望のコンビ〟と名付けている。

「これでは、ますます治りにくくなる」（川竹氏）。

こうなると、もはや眩暈《めまい》のする壮大なトラジ・コメディ（悲喜劇）。天を仰ぐ他ない。

ガンは毒素を抱え込む〝ゴミ袋〟

「ガンが消えた！」「ガンが自然退縮した」そんな話をよく聞きます。

末期ガン患者を数多く救ったゲルソン博士の栄養療法も、それを立証しています。ガンは治らないという固定観念〝ウィルヒョウの呪い〟に取りつかれてる医師たちは「それはガンではない」と主張する。しかし、苦しい言い訳です。

食事療法などを提唱、実践している医師たちは「ガンは〝ゴミ袋〟だ」と言う。つまり体内に微量毒物がジワジワと侵入してくる。これは血液を汚し、そのままでは血液が腐敗し敗血症をおこしてしまう。すると一週間ほどで死んでしまう。そこで、緊急避難として、体の一部が、その毒素を抱え込む。いわば毒素が外に漏れないように包み込んだ〝ゴミ袋〟——それがガンだというのです。そこでは弱い臓器が、全身を救うために犠牲になる。つまり、**ガンは「血液浄化」装置であり、一種の「延命措置」なのです。**

私は、この説におおいに感銘した。自然界に、不自然なことは、なに一つない。ガンが生じるにも、理屈があるはずだ。盗人ならぬ、ガンにも三分の理があるのです。

生命の存続自然治癒力の第一歩

体液、血液を腐敗させる毒素を、臓器や組織の一部が引き受け、生命の存続をはかる。当然、

★なるほど！耳よりヒント！

走れ！　ガン三分の一に　ラットを回転輪を走る「運動組」、じっとしている「非運動組」の二グループに分けて観察。すると、結腸ガンは「非運動組」五二％、「運動組」は一九％と二・七倍もの大差がついた。小腸ガンは三七％対一一％。これも約三・四倍。肝臓ガンは一〇〇％対六六％と一・五倍差。全体でも運動組のガン発生率は三分の一に抑えられた（米国健康財団、レディ博士ら）。他の報告でも一日中デスクワークの人は肝臓ガン、大腸ガンになりやすい。ただ過激すぎる運動は活性酸素により老化を早める。要はバランス。

ありうる生命メカニズムでしょう。これこそが、ヒポクラテスの唱えたホメオスタシス（生命恒常性）自然治癒力の第一ステップなのです。

だから、誤った食事や、汚染物質など体を汚染したり、代謝を狂わせる毒素を断てば、〝ゴミ袋〟の存在理由はなくなり、次第にゆっくりと〝ゴミ袋〟は消えて行くことになる。これがガンの自然退縮です。

こうなると「ガンと戦う」という発想自体が、おかしいといえる。**ガンは生体に備わった防衛機能なのです。ガン（〝ゴミ袋〟）ができなければ、週足らずで敗血症で落命するところを二年、三年と生き長らえることができるのです。**

それは、大自然（神）が与えてくれた延命機能なのです。そう思えばガンに「ありがたい」と感謝の気持ちも沸いて来ます。また、この深い感謝の気持ちがホメオスタシス（自然治癒力）を高め〝ゴミ袋〟も消滅させていくのです。

ガン死三六万人、医療費四〇兆円は〝国家目標〟だ

医療の正体は四〇兆円の争奪戦

――以上、現代医療が根本から巨大化学利権に支配されており、とんでもない愚行をくりか

えしていることを指摘してきました。つまり、失敗の果てしのないくりかえし。賽《さい》の河原の石積み。なぜ、このような愚行をくりかえすのか？　しかし、それでいいのです。〝失敗する〟ことに意味がある。現代医療の本質は、マッチポンプであることを忘れてはならない。

医療費支払いは、「出来高払い制」であることを、心せよ。失敗する悪質な病院や医者ほど、儲かるシステムになっている。国民医療費はもはや約四〇兆円と史上空前である。

これほど目のくらむ〝おいしい利権〟はない。現代医療とは、この〝おいしいエサ〟の奪い合い、争奪戦である。

「ガンが減る」などまさに悪夢

なかでもガン治療費用は、この四〇兆円余りの極めて〝おいしい部分〟を占める。

先述の真弓先生は「医療が向上したら、病気が減り、医療費も減るはず……」と指摘しておられた。まさに、そのとおり。医療関係者にとっての悪夢は、医療費の減ることです。パイの取り分が減る。それは、かれらにとって死活問題、恐怖です。

よって「病気が減る」「病人が減る」……ことは断固阻止する。それどころか、少なくとも四〇兆円以上の医療費（パイ）は、今後も維持していきたい。

その方法は、実にカンタンです。**未来永劫、病人が途絶えることなく〝供給〟されるように、さまざまな仕掛け（謀略）を講じる**ことなのです。

クニの基本政策「三六万人ガンで殺す」

ガンに例えると、実に話はわかりやすい。

先に「売上が落ちると製薬会社の重役たちは、神様、仏様、ガン様……」と〝ガンをかける〟というエピソードを紹介した。まさにブラックジョークですが、真実です。

同じことは病院経営者、医師たちにもいえる。日本医師会は、政権政党の自民党に驚嘆するほどの巨額政治献金を毎年欠かさない。それは「今後とも、病人がコンスタントに製造され供給されるシステムを、何卒よろしく」の願いが込められているのです。厚生官僚たちも製薬会社などとドロドロに癒着している。こうなると自民党代議士も政府官僚も医療関係者も一蓮托生《いちれんたくしょう》です。かくして政・官・業の利権、運命は一致する。

つまり医療費四〇兆円の死守堅持は、〝国策〟となる。

医療費、最大利権のガン治療については、明解です。つまり、クニの基本政策は「毎年三六万人はガンで〝殺す〟」。マサカ……と絶句するなかれ。

明らかに、日本国家には、暗黙の〝三六万ガン殺人プロジェクト〟が存在する。

タバコ規制でガンの三分の一を救えるのに！

かく言えば「そんな非道な、理不尽な！」と政治屋、役人たちは色をなし、激昂、イキリ立って机を叩くかもしれない。ならば、問いたい。

「なぜ、政府は幼稚園、小学校からの〝禁煙教育〟を実施しなかったのか？」

喫煙者は一・五倍ガンに罹《かか》る。これは、世界の医学の常識です。つまり徹底したタバコ規制を行えば、毎年一二万人がガンで〝殺されず〟にすむのです。

早くいえば医療費の約三分の一が節約できることを意味する。医療費は、おそらく一五兆円が浮くことになる。国民にとっては大拍手だが、医療利権にとって一五兆円の取り分が宙に消え失せることは、悪夢でしかない。あらゆる手を打って阻止を計る。政治屋、官僚たちが、その手先となって暗躍、跳梁跋扈《ちょうりょうばっこ》する。

ガンが減っては困る黒い〝利権ペンタゴン〟

ガンが減って困るのは製薬会社、病院、医師、看護師、薬剤師……など医療関係者すべて。かれらの生活がかかっている。そこから利益を吸い上げる族議員、族官僚たちも、さらに広告収入で蜜を吸うマスコミ、研究費名目で闇収入を得る学者たち……すべてが困ることになる。かくして――政・官・業・情（マスコミ）・学――利権の黒いペンタゴンで、医療費四〇兆円、ガン死三六万人は、共通の堅持目標となる。

暗黙のスローガンでは、話は進まない。

〝四〇兆円、三六万人――〟毎年確保のためには、さまざまな布石、施策、謀略が必要となる。

軍事と医療の殺人マーケット

似た例をあげよう。それは軍事産業である。典型がアメリカ――。アメリカ合衆国政府の軍事予算はナント約六九兆円（二〇一〇年度　一ドル：一〇〇円換算）。膨大な金額が、軍事関連業界に流れている。まさにアメリカこそ史上空前の軍事大国なのだ。ここでも、日本の医療費と同じリクツがまかり通る。六九兆円の軍事予算は、毎年確保したい。なぜなら産軍複合体（軍事メジャー）にとって〝既得権益〟だからです。

経済社会では、なにごとも「需要」があって「供給」が決定されます。軍事産業にとって「需要」とは、ズバリ「戦争」です。少なくとも「緊張」「紛争」は必要。つまり毎年七〇兆円の軍事利権を維持するためには、毎年、「需要」である「緊張」「紛争」「戦争」を作り出さなければならない。つまり「需要」喚起。わかりやすくいえば「市場創造」「マーケティング」です。

予算確保の〝在庫一掃〟戦争

つまり地球上の各地で紛争の火だねを着け、煽り、拡大させ……その〝消火〟と称して「戦争」をしかける。

少なくとも**アメリカ軍需産業は、一〇年に一回、大きな戦争をしないと、大量の「在庫」を〝処理〟できない。**湾岸戦争、イラク戦争が〝在庫一掃〟戦争――と揶揄《やゆ》されるゆえんです。

さらにアメリカが派兵した小さな戦争は数知れず。

なんとわかりやすい、マッチポンプでしょう。なんと軍事ビジネスは、医療ビジネスに似ていることでしょう。しかし、いずれも〝マーケット〟とされた人々は、たまったものではない。体中を銃弾、爆弾で穴だらけにされるか、メス、クスリでずたずたに殺されるかのちがいです。

軍事メジャーにとって、戦争のない平和な世界ほど呪うべき〝悪夢〟なのである。
医療メジャーにとって、病人のない健康な世界ほど呪うべき〝悪夢〟なのである。

ガンをつくり、肥え太る〝悪魔〟たちが、さまざまな分野で大手を振っている（あえてこう呼ぶ）。ただし、困ったことに、かれらの大半は、自らが〝ガン製造業者〟であることにほとんど気づいていない。それどころか純粋の善意で行っている。それが悪意の結果をもたらす。これまた、ナントモ悲喜劇ではある。

さて、医療利権に絡む、政・官・業・情・学――〝黒いペンタゴン〟のガン患者製造テクニックの仕掛けをみてみましょう。

タバコ、食肉……化学汚染……ガン市場開拓テクニック

タバコ――毎年一二万人！　最大最強の〝ガン製造装置〟

タバコは〝史上最悪〟の発ガン商品です。発ガン原因の三分の一を占めるのです。タバコ・コントロールこそ、最大のガン予防対策です。さらに心臓病、脳疾患、その他の病気の大きな元凶でもあります。なぜ政府は本気で取り組まないのか？

医療利権にとって、タバコこそ、最大最強の〝ガン製造装置〟なのです。マッチポンプのマッチどころか強力ガスバーナー。手放すわけがない。

「日本たばこ産業の最大株主は日本政府で、じつに六六・七％をもつ。（中略）内閣の顔ぶれだが、閣僚一九人のうち首相をふくむ九人までが、タバコ族議員で、津島雄二厚相にいたっては、就任のほんの少しまえ、厚生省がたてた喫煙率半減の政策目標をひきずりおろした張本人である。このテイタラクをみるかぎり、日本は『天皇を中心とする神の国』以上に『タバコを中心とするガンの国』である……」

これは『がんをつくる社会』（R・N・プロクター著、共同通信社）の訳者、平澤正夫氏の皮肉をこめた筆誅です。

ちなみに国際的タバコ会社の重役たちは、ほとんどがノン・スモーカー。

「無知な低開発国の若者にCMで洗脳して、吸わせるのさ」とうそぶいているという。もちろん、ここにはニッポンの少年少女たちもふくまれる。

禁煙……もっとも確実なガン予防

愛煙家にとって、もっとも不愉快なのは、タバコの害を面前に突き付けられることでしょう。しかし、その反発を思い切って禁煙チャレンジに向けて欲しい。昔から「苦あれば楽あり」という。スモーカーへ最近の警告……。煙たがるなかれ。

▼喫煙者のガン死亡率は男性一・六倍、女性一・三倍。

（タバコがなくなれば、ガンの三割は確実に減らせる）

▼肺ガンは男性一二・七倍。女性一七・五倍とケタはずれ。

（肺ガンは男性七割、女性二割は、タバコを吸わなければ罹《かか》らなかった。厚労省調査）

▼肺ガンは一〇代から吸い始めると平均五八歳で発病する。

（肺ガン患者一五四五人調査。成人して喫煙した人より六・五年も早く肺ガンに罹《かか》る……。愛知県ガンセンター）

▼肺奥にできる肺ガンもスモーカー男性は二・八倍、女性は二倍。

（ライトタイプの流行で、肺の奥まで煙を吸い込むようになったから。厚労省調査）

▼「喫煙は（人を）殺す」――EUたばこ警告表示を義務化。

（二〇〇二年九月、ＥＵ（欧州連合）は厳しい表示を箱面積の三〇％以上に義務付けた。「マイルド」「ライト」なども禁止。喫煙者を三分の一から五分の一に減らす目標）

▼タバコ、ガン訴訟――三兆四〇〇〇億円の仰天判決である。

（肺ガンはタバコ会社が喫煙の危険性を知らせなかったから。六四歳女性がフィリップモリス社を訴えた裁判で史上最高額の仰天評決が出た。二〇〇二年一〇月。米カリフォルニア州）

食肉――発ガン食品　タバコ以上に「人を殺す」

「なんで、ここにお肉がくるの……？」

大半の人は、けげんな思いで首をひねるだろう。

「肉食は人を殺す」……このショッキングな警告をなすのはハワード・ライマン。世界ベジタリアン連合の会長。かれはかつて七〇〇〇頭の牛を飼う大牧場主だった。かれはカウボーイからベジタリアン（菜食主義者）へと一八〇度の変身を遂げた。その著『マッド・カウボーイ』（邦題『まだ、肉を食べているのですか』拙訳、三交社）には、ドラマチックな人生が綴られています。

なぜ「肉は人を殺すのか？」。かれは続ける。

「ちょうどタバコが人を殺すように。ただその〝殺しっぷり〟はタバコなど足元にも及ばない」

その理由は、人間はほんらい草食動物だからです。腸の長さは体長の一二倍。トラやネコなど肉食動物は三倍。つまり四倍も長いのは穀物、野菜、果物など菜食を消化するため。肉食をすると腸のなかで肉が腐敗して毒素を出し、大腸ガンなどさまざまな病気を引き起こす。

「菜食にすると心筋梗塞の九七％を防ぐ」「五二〇九人の調査で菜食者の心臓発作はゼロ」……など、知っておくべきです。ぎゃくに日本人がアメリカに移住すると心臓発作は一〇倍に激増する。また**肉食者の大腸ガンは四倍に激増。乳ガンも二～四倍発症。さらにぼうこうガン四倍強。食道ガン三倍。胃ガン一・六倍。白血病一・四倍**……（三万五四六〇人調査）。（新版『ぼくが肉を食べないわけ』P・コックス著、築地書館、『早く肉をやめないか？』拙著、三五館）

なるほど……これでもお肉を食べますか？

――次の警句があります。

▼「人の健康と長寿に、もっとも役立つもの。それは『ベジタリアン』の食事である」（A・アインシュタイン　物理学者）

▼「もし食肉工場がガラス張りだったら、みんな肉食をやめるだろう」（P・マッカートニー歌手）

▼「母親が犯す妊娠中の誤った食習慣のツケは、あとで子どもが支払う」（W・エッサー医学博士）

牛乳――「骨を丈夫に」は真っ赤なウソ。ガンも増える

これも「エーッ、うっそぉ」と騒然となるでしょう。

いまや多くの医師が「牛乳は健康によくない」「飲まないように」と警鐘を鳴らし始めています。アメリカ厚生省は「牛乳は健康によくないので、妊婦、子どもは控えるように」と全米に注意をうながしているのです。日本は、そのアメリカに〝餌づけ〟された〝食民地〟だから、いまだ全国民がだまされている。粉ミルクで育った子は、母乳保育の子より発ガン率が高い。自然食をすすめる森下敬一博士は『牛乳を飲むとガンになる⁉』（ペガサス）で警告しています。また「カルシウム豊富で骨が強くなる」も真っ赤なウソ。**世界で最も牛乳を飲むノルウェー人の骨折率は日本人の約五倍。**飲むほど骨からカルシウムは脱落してモロくなる。骨粗しょう症も牛乳が原因とは皮肉です……（参照『牛乳神話完全崩壊』外山利通著、メタモル出版、『牛乳には危険がいっぱい？』フランク・オスキー著、東洋経済新報社）。

食品添加物――三〇％ラットが発ガンしても〝安全〟⁉

食品添加物……これは、食品に〝毒〟を入れているに等しい。

日本の添加物行政のずさんさをものがたるエピソード。ラット三〇〇匹を使って二年の歳月をかけて酸化防止剤ＢＨＡを二％混入したエサで育てたら、三〇％のラットの胃にガンが発生した。おそるべき発ガン性。即時、厚生省は禁止かと思ったら「許可続行」……！　その理由

は「発ガンしたのはラット特有の前胃で、ヒトにはあてはまらない」と仰天の回答。この伝《でん》で言えば「動物のシッポにガンができても、ヒトにはないからだいじょうぶ」、と言うに等しい。厚生官僚の業界保護の姿勢があまりにロコツ。日本の行政は、業者保護のために存在し、国民は眼中にない。だから、おどろくに当たらない。

他の食品添加物も同様。あまりに毒性無視の行政が氾濫し、あげきれない。無添加の食事を心がけるべし。国民にコンスタントにガンをつくり続けるのが、かれらの職務なのだから、しかたがないか……（参照『この食品だったらお金を出したい！』拙著、三五館）。

春なのに鳥は鳴かない……「沈黙の春」

「――あさ早く起きても、鳥の鳴き声がしない。それでいて春だけがやってくる――アメリカでは、こんなことが珍しくなくなってきた」「急に鳴き声が消え、色とりどりの鳥の姿も消えた。突然のことだった」

レイチェル・カーソン女史の『サイレント・スプリング（沈黙の春）』は、邦訳では『生と死の妙薬』（新潮社）として一九六四年、発刊されています。

「（合成殺虫剤は）いろいろな器官をいためつけ、きずついた細胞はゆっくりと変質し、もう二度ともとへもどらず、やがて悪性の腫瘍にむしばまれてゆく。だが、毎年、毎年、新しい化学薬品がつくりだされる。その前の年よりも、もっともっと危険な薬品が……」（同書）

カーソンは、発ガン作用について、興味深く、鋭い指摘をしています。

「発ガン物質を少量ずつ、くりかえし摂取する方が、大量に摂取するよりも、場合によっては危険なのは、なぜか」「大量なら細胞はすぐに死んでしまう。少量のときには、細胞はへんに傷めつけられたまま生きつづけ、ガン細胞となるからなのだ。だから、発ガン物質には、これくらいなら〝安全〟という線は引けない」

これは、みごとにマックス・ゲルソン博士の理論と符合します。

化学汚染――遺伝子を損傷しガン、先天異常を起こす

人類は二〇世紀に入って約一六〇〇万種類もの合成化学物質を生み出したという。

そのなかで約一〇万種類が農薬、医薬品、食品添加物、化学工業原料……などなどで、商品として市場に流通しています。これらは、最後は廃棄され土壌、水質、大気を汚染する。さらに、これらは生物の体内で濃縮され、食物連鎖で最後に人体に侵入し、蓄積される。さまざまな化学物質がミクロレベルで遺伝子の二重ラセン構造を傷つけることが知られています。この遺伝子毒性には、これ以下は安全という〝閾値《いきち》〟がない。できうるかぎり人工化学物質に触れない生活が、ガンを防ぐベストの道なのです。しかし、現代の地球を支配する最大権力は国際石油資本（メジャー）です。石油化学メジャーはその一翼を担う。かれらがばらまいた地球レベルの環境汚染は、発ガン性だけでなく、環境ホルモン作用による精子激減などにより、人類

の存続すら危うくさせています。

人類生き残りのためにも「化学」から「自然」へ――素材革命によりシフトしなければならないのです。

シックハウス――もっとも化学汚染が激しいのは新築住宅

日本の住宅は〝毒の館〟と言ってよい。国内で、もっとも化学物質汚染が激しいのは新築住宅なのだから、そら恐ろしい。ホルムアルデヒドだけでなく有機溶剤、防腐剤、難燃剤……などなど、室内には一〇〇種類を超える有毒な有機化学物質（ＶＯＣ）が漂っている。

これも、石油化学資本に支配されたツケです。脱化学物質の木材や和紙、イグサなど自然素材、健康建材で家を建てよう。予算が無ければエコリフォームをおすすめします。

★なるほど！耳よりヒント！

大豆はガンを防ぐ！ 味噌、豆腐など大豆食品を食べる地域ほど大腸ガン、乳ガン、卵巣ガンが少ない。また日本人はフィンランド人にくらべ前立腺ガン発生率は五分の一、乳ガン・卵巣ガンは各々二分の一。血液中、日本人には、大豆加工品からのイソフラボノイドが、約四〇倍も高かった。これが体内ホルモンバランスを調整しガン発生を防ぐ。豆腐、納豆のガン予防効果をうらづける。

大気汚染――電気自動車（EV）なら汚染も不況も克服できる

大都市の大気汚染は年々ひどくなります。幹線道路沿いのディーゼル粉塵やNOx（窒素酸化物）など有毒物質の汚染は、確実に肺ガン、ぜんそくなどを急増させます。引っ越すのがベストだが、そうはいかない人が大半。排ガスゼロの電気自動車（EV）に切り替えるのがベストです。国立環境研究所チームが、一九八九年にすでに一充電五四八キロ走行、最高速度一七六キロ／時の世界最高性能の電気自動車（〝IZA〟）を開発しています。コンセントから充電して、わずか一五分でOK。バス、トラック、乗用車まで、国内すべてのクルマをEVに切り替えても、夜間電力でチャージするので、発電所は一基も増やす必要はなく、総発電量を一割増やすだけですむ。しかし、このスーパーEVは、まったく黙殺されて今日にいたります。まったく不可解というしかない。この国産EV生産に取り組んでいれば、この大不況は絶対になかった。政界、産業界のトップの眼はフシ穴、頭はまさにガランドウです。ちなみに話題の燃料電池車は、まったくお茶を濁すシロモノ。なんの役にも立たない。水素供給インフラが皆無だからです（参照『近未来車EV戦略』拙著、三一書房）。

電磁波――急性白血病の死亡が三八倍も激増

見えないミクロの波が遺伝子や神経を傷つける。それが電磁波被曝です。子どもがとくにアブナイ。化学物質の遺伝子損傷と似ている。屋内でごく普通の強度一ミリガウスが三ミリガウスになるだけで、子どもの脳しゅようが一〇倍に激増します。これまで電磁波の害を否定し続けてきた政府（文部科学省）も、ついに認めた。しかし、その発ガン性、おそるべし。発電所の職員は、電磁波被曝で急性白血病の死亡が三八倍も激増したという仰天報告もあります。また電磁波を照射するとガン細胞の増殖スピードは一六〜二四倍もスピードアップする。さいきん、アッという間にガンで急死する人が多い。電磁波被曝が加速している疑いが大きい。とくに電柱トランスが窓近くにあると要注意。高圧線下は論外。盲点は鉄筋コンクリートのマンション、団地など。鉄筋がちょうど鳥のオリ状に室内を取囲んでおり電磁誘導で電磁波が増殖している。

「室内で一〇ミリガウスを測定したら、すぐにひっ越せ」と専門家は警告する。なのに気の遠くなるほどの人々が、何も知らず日々被曝している（参照『あぶない電磁波！』『続・あぶない電磁波！』拙著、三一新書、『ショック!!やっぱりあぶない電磁波』花伝社）。

携帯電話――右利きは、右脳に脳しゅよう三・九倍発症

携帯電話から出るマイクロ波エネルギーは、脳細胞の遺伝子を破壊、切断します。二時間で、遺伝子切断率は、なんと六割も激増している（ワシントン大学報告）。携帯電話の通話時間が伸びるほど「頭痛」「めまい」「熱感」など携帯電話シンドロームの症状は比例して悪化する。これは、脳しゅようの前触れです。スウェーデンの報告では、少なくとも右利きの人は、右脳

に脳しゅようが三・九倍発症している。二〇代は五倍です。イヤホン・マイクにすればリスクは約一〇〇分の一に減らせる。なのに、携帯電話メーカーは、わかっているのに何の〝注意〟もしない。

将来「タバコ訴訟並みの超巨大な裁判が起こされるのは確実」と法律専門家も予測。携帯電話メーカーは、脳外科医と提携しているのでは、かんぐりたくなります。

ガンにかかるも、治るも「気持ち」しだい？

「闘争心」をもてば生き残れる

「ガンは気の持ちようで、治っていく」
と言ったら「マサカ……？」とあなたは怒るかもしれない。
グラフAは「患者の心の状態と生存率」を示したものです。早期の乳ガン患者六二人を対象に、ガン告知を受けた三か月のちに「自分がガンであることを、どのように受け止めたか？」――四つのグループに分類して、その後、十数年間も追跡調査したものです。Aは「ガンに打ち勝ってやろう！」と前向きの闘争心を持ったグループ。Bは「自分はガンじゃない」と拒否したグループ。Cは静かに現実を受け止めたグループ。Dは絶望感に陥ったグループ。
さて――。結果は、一目でA「闘争」グループが飛び抜けて生存率が高い。つづいてB拒否

グラフＡ　ガン患者の心の状態と生存率

■「闘争」派は生き残り、「絶望」派は死んでいく

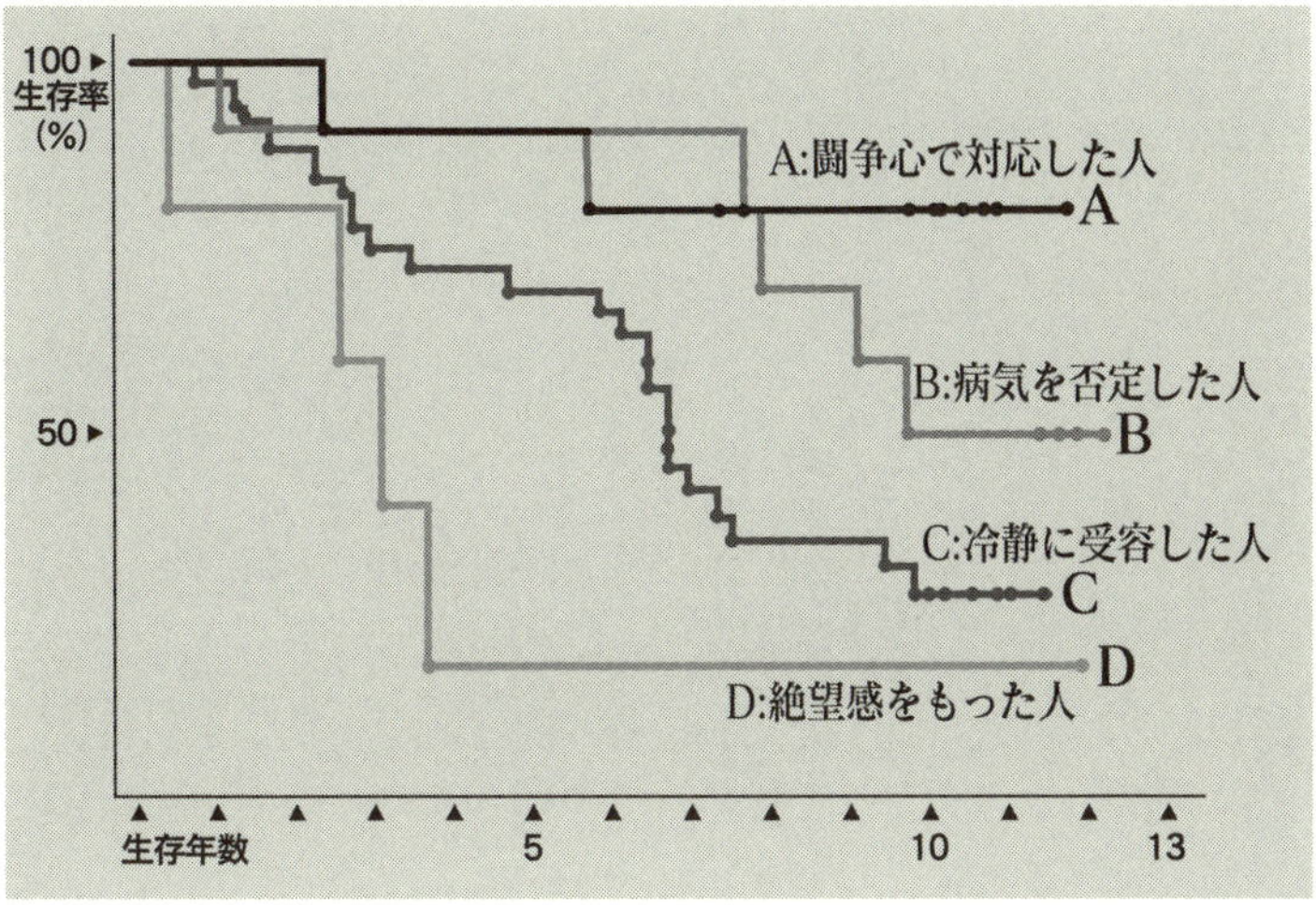

した人々。一五年たっても、A、Bでは四五%ものひとが生き残っていた。これに反して、C、Dのように「諦め」「絶望」したひとは一七%しか生存していない。

つまり、ガンによる死亡は、じつは精神的な影響がもっとも大きいのです。はやく言えばストレス。「闘争」に転嫁すれば生き残り、「絶望」にスイッチが入ると死に至る。

まさに「気の持ちよう」しだいなのです。

ガンは心と笑いで治る! 心理療法の奇跡

「自律性のない」人のガン死七七倍

英国ロンドン大学名誉教授アイゼンク博士の報告はショッキングです。

教授は約一三〇〇人を一五年間、追跡調査して性格とガンの関連を調べています。

その結果、「自律性がない」「ひきこもる」性格の群(タイプ1)は約四六%がガンで死亡していました。一方、「自律性があり」「まえむきな」性格(タイプ2)の群は〇・六%しかガンで死んでいなかったのです。なんと七七倍という大差でした。セルフコントロールで自発的に生きているか、いないかで、これだけ発ガンに大差がついたのです。心のもちようが、ガンの発生に大きく影響することが、これでわかります。

しかし、昔から「三つ児のたましい百まで」といわれます。もって生まれた性格を変えられるものでしょうか?

アイゼンク教授は、それは可能である、と断言しています。

じっさいに博士らは、「自律性のない」タイプの人々に「行動療法」という方法で、「自律性」を持つように「性格」を変化させたところ、一五年後のガン死亡率は、四六%が一〇分の一以下の四%に激減したのです。

このように心を改善することで、ガンを予防したり治療する医療があります。それを専門的に心理療法(サイコオンコロジー)といいます。その重要性は、さらに近年注目されているのです。

★オット用心気をつけよう!

孤独は有害、死亡率三・五倍! ①配偶者、恋人がいない、②親友がいない、③社会から孤立感あり……そんな孤独な生活は、血圧を高くし、睡眠を妨げる。それは「喫煙の害に匹敵するほど有害」と研究者は警告している。喫煙しないのに孤独ストレスでガンになりかねない。人と交わり愉快に過ごそう(米シカゴ大学)。とくに日本人は、一生独身だったり離婚、死別したばあい配偶者のある人にくらべ死亡率三・五倍! 生き抜くためにも伴侶をもとめよう(プリンストン大学)。

笑うとＮＫ細胞が六倍に急増

頑固で、融通がきかない。不機嫌で、笑わない。そんな人がガンになりやすい。免疫学の権威、安保徹博士は、ガンはストレスでも発生すると警告しています。

そのメカニズムは、ストレスで血管が収縮し、血流が悪くなる。すると、その部位は低酸素、低体温となり、正常細胞がガン細胞に変化してしまう。

「低酸素でも生きられる原始細胞に先祖返りしたものがガン細胞なんです」（安保博士）

博士は「快適に生きると、それだけでガン細胞は消えていく」といいます。快適に生きると、「交感神経」緊張型から「副交感神経」優位型のリラックス状態に移行し、血管がまず開いて血行が促進されます。さらに、快感ホルモンのエンドレフィンは、ガンと戦うＮＫ細胞の〝エサ〟となって急速に増殖させるので、ガンがＮＫ細胞の攻撃を受けて消えていくのです。

博士は、ガンを治す第一の方法として「笑う」ことを推奨しています。

笑うとＮＫ細胞が六倍増えることが実験で証明されているからです（参照、拙著『笑いの免疫学』花伝社）。

笑いの療法は、サイコオンコロジーの中でもベストといえるでしょう。なにしろ、いつでも、どこでもＯＫで、おまけにお金もかからず、副作用もないのですから……。

まず心から……心理療法（サイコオンコロジー）

となれば、ガン患者を「治す」には、まず「心から治さねばならない」ことは、子どもでもわかる。つまり、患者の立場に立ったカウンセリングや暗示療法などが、きわめて大切なのです。しかし、これをまともにやろうとする医者、病院は、きわめて少ない。理由は一つ。「儲からない」「治って貰うと困る」からです。この一事をもってしても、日本のガン治療が狂っていることが、よくわかります。

しかし、良心的な若い医学者たちは、この分野の研究を積極的に深めています。「笑い」でガンへの免疫力が向上した――なども、一種の心理療法といえます。心と免疫力の関連を研究する学問を「精神神経・免疫学」と呼びます。

病気を治すのは、けっきょく「物（くすり）」ではなく「気持ち（こころ）」なのです。その意味で、宗教、信仰などがはたしてきた役割も、みなおされるべきでしょう（『がんは「気持ち」で治るのか!?』（吾郷晋浩・監修、三一書房、参照。グラフAも）。

ただ、ここで「闘争心」さえあれば、ガンもへっちゃら……とかんちがいしないよう。「肉」「甘い物」「油物」食い放題では、「食」の誤りからガンになる。タバコ、スパスパ……では、タバコの発ガン性でガンに倒れる。「こころ」のスタイルとともにライフスタイルも改めなければ、ガンに勝てるわけがない。

「気」の力（自然治癒力）でガンは消えた

政府、国立大学も認める「気功」

〝気の力〟——すなわち「気功」は、いまや西洋医学も認めます。

「気功」は、人類がもともと持っている「自然治癒力」の一つと考えられています。さらに、他者の治癒力を高めることのできる能力者が「気功師」です。古代からさまざまな部族などには〝治療師（ヒーラー）〟と呼ばれる者がいました。近代医学は、これらを〝祈祷師〟と蔑視し、ただ〝迷信〟の一言で斬って捨てた。しかし、さいきんの数多くの先進的研究は「気功」の効果を立証しているのです。「気功師」の療法が、じっさいに数多くの病気やガンを治している。つまり体験科学を、現代科学が追認しているのです。「気功」研究には、いまや政府、国立大学なども参加しています。

一週間の余命のガン患者が完治……

たとえば、東北学院大さらに文部科学省、東工大が具体的研究を実施しています。

中でも特筆されるべきは、「遠隔療法」による末期ガン治療でしょう。つまり気功師が遠くのガン患者に〝気〟を送って治療する……という。「まるでオカルト……！」と笑うなかれ。

すでに国や一流大の研究者が無視できないレベルで、「気功」の医学的効用を立証していることを知るべきです。しかし、直接、患者に手を当てて治すならいざ知らず、遠方の患者に「空間」を超えて「気」を送るなど可能なのか……?

結論からいえば、この実験で「気功」の「遠隔送気」は実証された。

実験は二〇〇〇年八月、九月に実施された。患者は末期ガンの女性Mさん（六四歳、長崎市）。同年四月「早ければ一週間、長くて一か月の余命……」。手遅れで、手術、抗ガン剤、放射線治療も効果なし」と医者から見放されていた。入院の前日に、自ら葬式の手配もすませた。すでに腹水で腹はパンパンに腫れ上がっていた。

医者も奇跡の「完治」を認めた

「遠隔気功」は、つぎのように行う。事前に「気功師」と気を受ける時間を決めておき、ベッドで横になっておく。「気功師」は直立して「患者の邪気を手ですくい取る」動作をくりかえす。Mさんは何も感じなかったが、ただ気持ちよく眠れるようになった。

毎夜の遠隔治療で腹水も減り初め一か月で食欲も回復。退院して登山を楽しむほどに。そして、一二月、医者もしぶしぶ奇跡の「完治」を認めた。抗ガン剤をやめて「気功」による自然治癒力を高めたことが快癒につながったのです。

ここでひとつ教訓。医者の最後通告「余命×か月……」などにだまされてはいけない。これは、かれらが同じガン症状の患者を化学療法という名の〝毒薬投与〟で、どれくらい「生き延びたか」という〝生体実験〟の記録データでしかない。「栄養療法」など代替療法の患者データは、ここには一切含まれていないのです。

三五〇キロメートル離れて「電気伝導量」が同調

Mさんのような奇跡を目の当たりにして、科学者たちは真剣に「遠隔送気」に着目した。東北学院大学では、仙台の実験室に、三五〇キロ離れた東京（日野市）から「気功師」が被験者に「気」を送るという実験を行いました（二〇〇〇年一〇月九日、同大・木戸眞美教授ら）。

当然、被験者には何時「気を送る」ということは、知らせていない。なのに「気功師」が三五〇キロも離れた地点から「気を送る」や、被験者の電気伝導量は大きく変化しました。丹田への刺激は、呼吸器、循環器、自律神経……などを活性化させると、言われています。つまり「遠隔治療の効果が立証された」のです（木田教授）。

送り手、受け手の脳波が一致した

グラフBは、科学技術庁（現、文部科学省）と東工大による「遠隔送気」の実験です。大田区の「気功師」が、世田谷区の東工大・体育館にいる被験者（六二歳）に「送気」した結果です。波形は、リラックスしたときに現れるα（アルファ）波の変動を測定したもの。当然、

グラフB　気功による脳波の変化

■離れた気功師と患者の脳波が見事に同調している

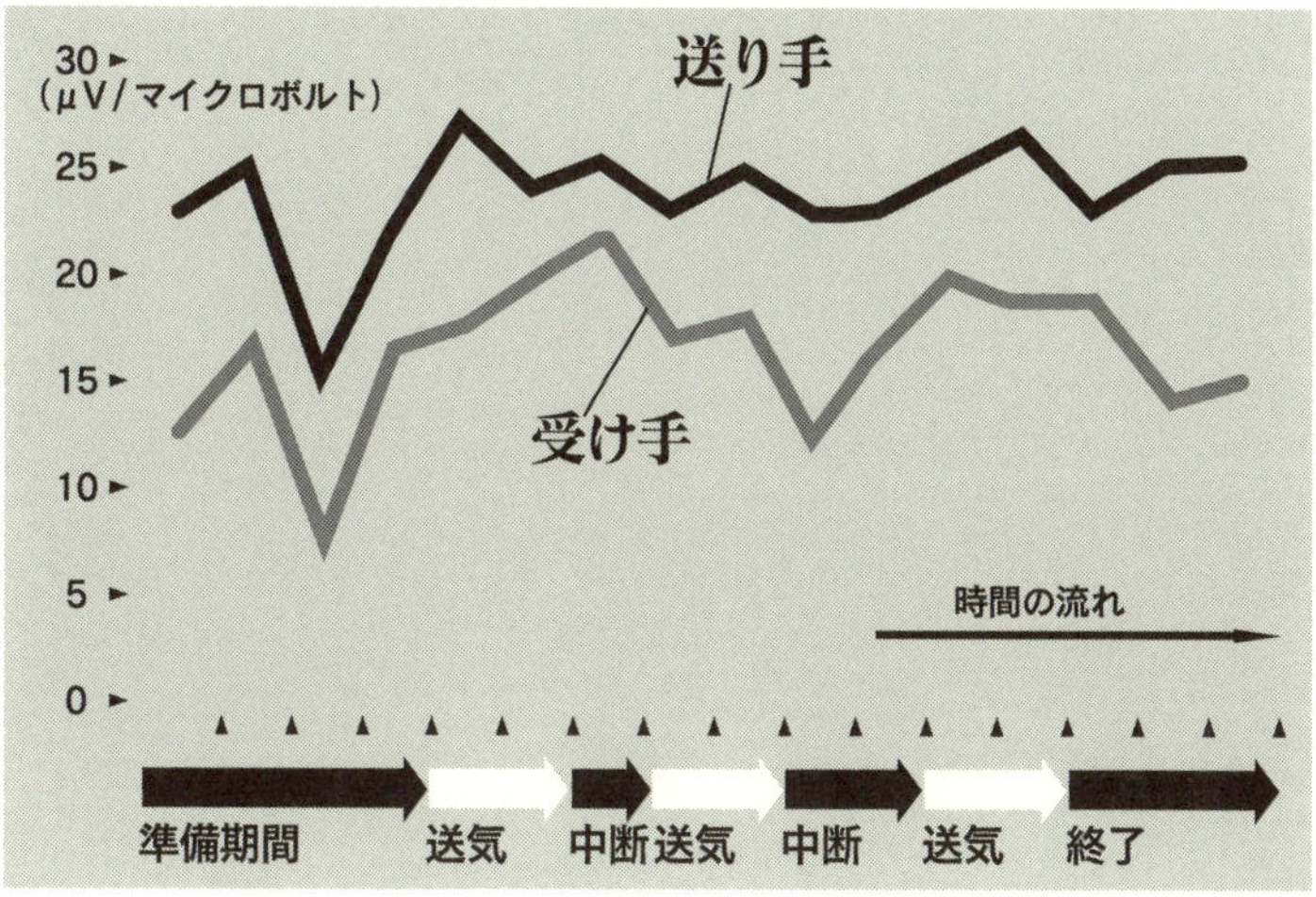

「気功師」がいつ「送気」したか被験者はまったく知らない。「送気」すると送り手、受け手ともに、みごとにα（アルファ）波は上昇し、中断すると下降している。これは、偶然ではまったく起こりえない変化です。

「遠隔からの送気が確実に受け手に届いたことを実証する」（科学技術庁、河野貴美子氏）

さらに、東工大の樋口雄三教授の実験では、不安、怒りを感じた時に分泌されるノルアドレナリンやストレス指標のコルチゾールなどの神経ホルモンが「遠隔送気」で明らかに減少した。「送気」で受け手のストレスが緩和されたのです。さらに、ガン細胞と戦うＮＫ（ナチュラル・キラー）細胞など免疫力も明らかに変動していました。

地球の裏側でも……！　距離は無関係

「遠隔療法」は、距離をいっさい問題にしない。だから三五〇キロどころか、地球の裏側でも可能……と聞いて、あなたは、ただ絶句するのみでしょう。

そもそも「気」の真実の実態自体が、まだ解明されていない。しかし、「科学で解明されないものは〝存在〟しない」と言ったら、まさに、それこそ〝非科学的〟です。この未知の分野に、果敢に挑んだ研究者たちに拍手を送りたい。病気とは「気」が「病む」……と書く。これが、すべての本質を表す。わたしは「気」とは、あらゆる生命を育む大自然の「意志」だと思えてならない。古来、ひとは、それを「神」の恩寵、あるいは「仏」の慈悲……と呼んだ。遠距離の「送気」とは、つまりは、愛する者の無事を念ずる「祈り」に通じはしまいか……。

以上の「遠隔治療」の実験結果は、国際生命情報科学会の機関誌『Journal of ISLIS』（二〇〇一年二月）に掲載されている。

手術、抗ガン剤……ストレスでガンは悪化する

①手術、②抗ガン剤、③放射線のストレス

『免疫革命』（安保徹著、講談社）という本がベストセラーになった。

著者は「なぜ、現代医学が病気を治せないのか？」と問う。その理由は以下のとおり。

「――日常のストレスが自律神経の交感神経を緊張させる。すると白血球の顆粒球が増えて活性酸素が組織を破壊する。これがガンの正体である」

つまり、ストレスこそガンの大きなひきがねとなっているのです。わたしの言う「ガンと心」の因果関係と同じ。それを著者は指摘しています。さらに「――①手術、②抗ガン剤、③放射線治療は、いずれも交感神経に一層の緊張を強いることになる」。

日本中で横行している〝近代的〟ガン治療（？）を断罪します。

ガンは犬、猫……いじめたら歯向かう

三〇代で肺ガンを患い、手術も抗ガン剤も一切拒否して、八〇歳を超えてかくしゃくと元気な老医師がいます。かれは同年代の同僚がやはり三〇代で肺ガンと診察され、迷わず手術を受け、アッという間に死ぬのを目の当たりにした。こうして、かれは近代的療法は一切拒絶したことで、生き長らえたのです。そのかれの台詞がこうです。

「ガンは犬、猫とおんなじ。いじめたら歯向かってきます」

①手術、②抗ガン剤、③放射線治療は、いずれもガン細胞を〝いじめる〟ことに他ならない。患者もいじめ、ガン細胞もいじめる。このストレスで患者は衰弱し、ガン細胞は凶悪化する。なんと反抗ガン剤遺伝子（ＡＤＧ：アンチ・ドラッグ・ジーン）のメカニズムそのものです。

〝転移〟〝マーカー上昇〟は治るサイン

さらに、安保氏は「ガンの転移は〝ガンが治る〟サインだ」と言う。

「転移した。手遅れだ！」と患者を脅しているガンの〝手遅れ〟医者たちは、ひっくり返るでしょう。ガンは全身病であり、体質病なのだから、〝転移〟という発想自体がおかしい。一つの臓器で支えていた血液の汚れの浄化を、他の臓器も受け持ってくれるようになった……と解するべきなのです。

さらに著者は「腫瘍マーカー上昇こそ、ガンの自然退縮と見る」。

それまでのガン治療の〝常識〟を一八〇度くつがえす。腫瘍マーカーとは、ガン細胞が作り出したり、ガン存在に反応して他の細胞が放出する、そのガン特有な物質。ガンの有無、性質、程度をみる指標とされています。

肺ガン患者に「タバコ吸っていい」とは！

さらに著者の結論は決定的です。

「ガンになった生活態度を改めないかぎり、治癒はありえない。このことを最近の免疫学が教えている」

肺ガン患者に「タバコ……？　やめられなきゃ少しくらいいいでしょ」と平気で言う医者が

★オット用心気をつけよう！

隠れた〝時限爆弾〟アスベスト　まったくタバコを吸わない人でも、肺ガンに冒されることも。その隠れた犯人がアスベスト（石綿）だ。顕微鏡で見るとミクロのガラス針、それが肺に吸い込まれると肺細胞に刺さる。その刺激で、二〇年、三〇年後に肺ガンとなる。隠れた〝時限爆弾〟と呼ばれる理由だ。一九八八年の時点で、すでに九九％の日本人の肺から〝ミクロの針〟を検出。三〇％以上が一五〇本以上（組織五g中）という高濃度染。うち主婦が一〇％。学校や公共建築にアスベストが下がったり、解体工事で舞い上がる。神経質なくらい抗議すべし。

います。肝臓ガン患者に「酒も、ほどほどにネ」と苦笑いの医師。肉大好きの大腸ガン患者に「治ったら焼き肉思い切り食べられますヨッ」と励ます。これらの医者は、患者に「早く死ね……」と言っているのと同じ。

ガン治療をはじめ、アトピー治療まで「薬が症状を悪化させている」と真実を明解に述べた安保氏の勇気には拍手を送りたい（参照『免疫革命』）。

ガン手術〝人体実験〟の惨劇……三人の医師逮捕

もう〝殺人許可証〟は通用させない

どう患者を殺しても「ア……また、やっちゃった」。そんな日常殺人に警察が動き始めた。

「――手術ミス、医師三人逮捕」「業務上過失致死…ガン摘出、男性死亡」

社会面トップに、大見出しが躍る（『東京新聞』二〇〇三年九月二五日）。

「ようやく……」

わたしは、このニュースを一種の感慨をもって聞いた。もはや、医療現場は〝聖域〟でも〝伏魔殿〟でもありえない。医師は、もはや〝特権階級〟ではない。医師免許証は、もう〝殺人許可証〟として通用させない。ようやく……このクニの警察権力は、ほんの少し動き出した。あまりに遅すぎたが、その決意が伝わって来る。

業務上過失致死……。この惨劇はつぎのように起こった。二〇〇二年一一月、前立腺ガンの摘出手術を受けた六〇歳の男性が、脳死のまま手術の一か月後に死亡した。現場は東京都葛飾区の慈恵医大付属青戸病院。警視庁捜査一課と亀有署は「この手術で医療ミスがあった」と担当医三人を逮捕した。この犠牲者に対して行われたのは「高度先進医療」の一つ、「腹腔《ふくくう》鏡」という装置を腹部に刺して行う前立腺ガンの手術。これは、テレビモニターを見ながら行う極めて高度な熟練技術を要する。

知識、技術、経験ナシの〝練習台〟に

患者の術後死亡……という悲劇を、警察が業務上過失による――と断定した理由は。①手術前に家族の承諾ナシ。②知識、技術、経験ナシの医師たちが実施。③手術中はマニュアルを見たり業者の説明を受けながら……！　つまり患者は〝練習台〟に使われた。

「これでは人体実験だ！」

遺族の憤激、怒りは当然だ。見よう見まねの〝練習〟なので、やはり大失敗。④血管を傷つけ大量出血。⑤それに気づかず止血遅れ。⑥輸血量の決定的不足。⑦脳内失血で患者は脳死状態に……。

逮捕された執刀リーダー、斑目医師は、取り調べに「知識、技術、経験はなかった」と告白。三人とも「研究したかった」「実績を作りたかった」と〝練習台〟〝人体実験〟を認める供述を

している。

このような〝練習台〟の〝人体実験〟では、うまく行くはずもない。こうして①～⑦へと重大過失は次々に多重に重なり、ついに患者を殺してしまった。

高額請求できる「自由診療」の魔力

そもそも、この「腹腔《ふくくう》鏡下手術」など「高度先進医療」は、厚労省が医療スタッフの技術、医療設備の両面で、一定水準の条件を満たす病院を厳しく選別、承認しています。当時、申請して承認されていた病院は、わずか九大学病院のみ。これら「高度先進医療」は保険が適用されず自由診療となる。つまり思いっきり高額医療費を請求する（吹っ掛ける）ことができる。じつにウマ味の多い手術だったのです。

逮捕された青戸病院の三人の医師たちは、厚労省の承認を受けずに、自由診療で、この〝おいしい〟手術の練習（人体実験）を行ったわけです。過失を認めた医師の供述を受け、安易に「手術の許可」を出した上司ら三人も書類送検されました。

骸《むくろ》の頂きに〝名医〟居り

……氷山の小さな一角。この逮捕劇を一言でいえば、こうなる。似たような惨劇で、闇に消された犠牲者たちの数……つまり殺人劇は、それこそ山のようにあるでしょう。これは断言できます。三人の医師たちの逮捕は、全国数万人の医師たちの胆を冷やしたことでしょう。

「やべぇ……。俺でなくてよかった……」

「ようやく医療ミスへの厳しい追及が目を覚ましたようだ」この逮捕劇を受け『東京新聞』(二〇〇三年九月二七日)コラム「筆洗」子は綴る。かれは一七〜八世紀の哲学者ライプニッツの言辞を引く。

「偉大なドクターが偉大な将軍より多くの人々を殺す」

他の医師より、だれよりも多くの患者たちを殺し、屍《しかばね》の山嶺をだれより高々と築き、その骸《むくろ》の崖を這い登りつめ、腐臭の頂きに立った者が〝最高の名医〟の賛辞の嵐を足下に聞き、怡悦《いえつ》の笑みを浮かべるのです。

衝撃の情報があります。二〇一四年五月、WHO(世界保健機関)は理事会で抗ガン剤使用「化学療法」禁止勧告を決定したという。それは、各医療機関の在庫薬剤処理が終わってからという実に製薬業界寄りのもの。しかし、事実とすれば、もはやWHOですら、抗ガン剤の〝虐殺〟療法の実態を隠蔽できなくなった、ということでしょう。

〝大量殺戮〟産業から、真の医療に――。医学界が立ち返る日は、はたして本当に来るのでしょうか……?

第2部

これぞ驚異の和食パワー

番茶のがぶ飲み、ゴマの黒がけ、海苔のバカ食い

1 番茶のがぶ飲み

——胃ガンが五分の一に減る

●発ガン率は半分〜約三分の一に
●肥満、高血圧、エイズ予防まで——
●見よ！〝民間茶の王〟……驚異のパワー

毎日がぶがぶ水がわり、わが健康法

「番茶のがぶ飲み——」

これは、わたしの健康法の筆頭です。無農薬の番茶を宅配便で取り寄せ、ナベにたっぷりお湯を沸かす。そこに番茶をドカッと放り込む。お茶をいれるというより煮出すといった感じ。冷まして、ガラス容器などに詰めて冷蔵庫へ。それをガブガブ……水がわりに飲む。理由は、まず卓抜したガン予防効果です。まさに〝民間茶の王〟のスーパー効能です。

たとえば、緑茶カテキン（EGCg）を含む飲み水を三か月マウスに与えると、発ガン割合が与えない群にくらべて三分の一以下になった。これは、ちょうどヒトが緑茶一〇杯飲んだ量と同じ（埼玉県立がんセンター、藤木博太医師ら）。

お茶で大腸ガンも半減します。渋味成分ポリフェノールを〇・〇一％添加の水をラットに与えると、発ガン率は、水だけ群七七％に対して、三八％と見事に半減しています（京都府立医大、山根博士）。

一日、番茶一〇杯以上がおすすめ

女性の平均発ガン年齢は、緑茶一日三杯以下では六五歳。ところが一〇杯以上は七四歳と大幅に遅くなる。七九歳までにガンにかかる確率は三杯以下が二一％。一〇杯以上が一〇％……と、多く飲む人ほどガンにかかりにくいことがハッキリしています（同センター：疫学部、中地敬主任研究員ら。八五五二名、九年間、追跡調査）。

海外研究でも、強い発ガン物質を投与したマウスの発ガン率は九〇％以上。発ガン物質投与後も緑茶を飲ませ続けたマウスの発ガン率は三七〜四〇％に低下したのです（米ラトガーズ大学、アラン・コーニー博士）。

茶所は、胃ガン死亡率二〇・八％だ

緑茶は胃ガンを防ぐ……！

一九七三年。厚生省の人口動態統計で興味深い事実が浮き彫りになりました。

静岡県はガンによる死亡率がグンと少なかった。静岡県立大学（短期大学部）の小国伊太郎博士は、緑茶を飲む量との関係に着目した。

胃ガンによる死亡率を全国平均一〇〇とすると、静岡県は八〇・八％（男性）と少なく、さらに中川根町（現、川根本町）では二〇・八％（同）とビックリするほど死亡率が低い。この町は「川根茶」の産地として知られ、「食事のとき以外でも、たびたびお茶を飲む」と回答した人が、他の胃ガン発生率が高い町とくらべて二倍以上。また「茶葉も、そのつど取り替える」「濃いめにだす」と答えた人も多かった。

つまり、濃いお茶をがぶ飲みしている町では、男性の胃ガン死亡率は五分の一に激減していたのです（ちなみに女性は二九・二％）。

そこで、小国博士は「緑茶を飲むほど、胃ガンを抑制する」という結論に達した。

安い番茶に、ずば抜けた効能アリ

では、なぜ番茶か――。

静岡大学は、番茶、煎茶、抹茶、ほうじ茶……など八種類の緑茶を比較実験。ほうじ茶以外に、すべてガン抑制効果が確認された。番茶以外は、ほぼ同じだった。ところが番茶は中でもずば抜けた効能を示し研究者を驚かせた。中でも鹿児島産の夏場の二番茶、三番茶がもっとも効果があった。強烈な太陽の陽射しの恵みでしょう。安い番茶ほど薬理効能がある。嬉しい話ではないですか。

茶の湯の先生は〝二倍〟長生き

お茶の先生は、長生きする――という面白い調査もあります。

東京在住のお茶の師範（裏千家）をしている五〇歳以上の女性について調べた。一九八〇年から九年間に死亡したお茶の先生は二八〇人。全国の同年齢の女性の「死亡者推定値」五一二人に比べ、なんと約半分の死亡者でした。単純にいえば二倍長命といえます（東北大学医学部、定方博士の研究）。茶の湯につかうお茶は、茶葉を細かく粉末にした抹茶。つまり、お茶をまるごと〝食べている〟ことになり、茶の薬効は、より強くあらわれたはず。

茶の湯の歴史は、一一八七年、栄西禅師が二度、宋に渡り日本にお茶を持ち帰ったことが起源とされます。彼は「喫茶養生記」を著し、お茶の効用を説いた。つまり、お茶は「酒酔いをさまし」「いろいろな傷を治し」「利尿をよくし」「病気を予防する」……うんぬん。

現代の薬理学が立証する「薬効」を、すでに古文書は詳しく記載し、奨励しているのです。

緑茶エキスでガン細胞が〝自殺〟

緑茶成分によるガン細胞の〝自殺〟を解明したのは三重大学医学部教授の樋廻《ひばさみ》博重博士です。これは後に「アポトーシス（ガン細胞の自殺）」と呼ばれ、世界的に着目されました。博士の研究は、義妹の乳ガン死がきっかけ。合成化学物質による抗ガン剤の研究に追われていた博士は、義妹の非業の死に胸を痛め「副作用のない天然物質でガンを治せないものか？」……と自問。そこで地元の緑茶に注目した。三重は、静岡、鹿児島についで全国三位の緑茶生産量を誇る。

一九九六年、緑茶エキスを研究機関から取り寄せ、培養したガン細胞に添加して、驚くべき光景を目にする。なんとガン細胞が自ら〝死〟を選択したように、ゆっくりと消滅していった！　博士は驚愕、興奮して「二〜三日眠れなかった」と書き記している。

この事実は、日本癌学会に発表され大反響を巻き起こした。

写真①、②、③が、緑茶カテキンによる、ガン細胞破壊の様子。

▼**写真**①：何の処理もしていないヒトの胃ガン細胞。当然増殖を続けていく。

▼**写真**②：この胃ガン細胞に、緑茶から抽出した六種類のカテキンを添加。すると一五〜六時間後、胃ガン細胞のＤＮＡ（遺伝子）断片化がおこり、バラバラに……。三日目には、ガン細胞はほぼ完全に死滅した。

▼**写真**③：カテキンの中でも、もっとも作用の強いエピガロカテキン・ガレート（ＥＧＣｇ）を添加した胃ガン細胞。さらに短い八〜一〇時間で胃ガン細胞の断片化がおこり、ほぼ完全にガン細胞は死滅した。

肝臓ガン細胞やリンパ性白血病細胞でも、おなじガン細胞の〝自殺〟が確認されます。

■緑茶カテキン添加で胃ガン細胞が自滅（アポトーシス）する

写真① 無処理の状態で、胃ガン細胞は増殖している。

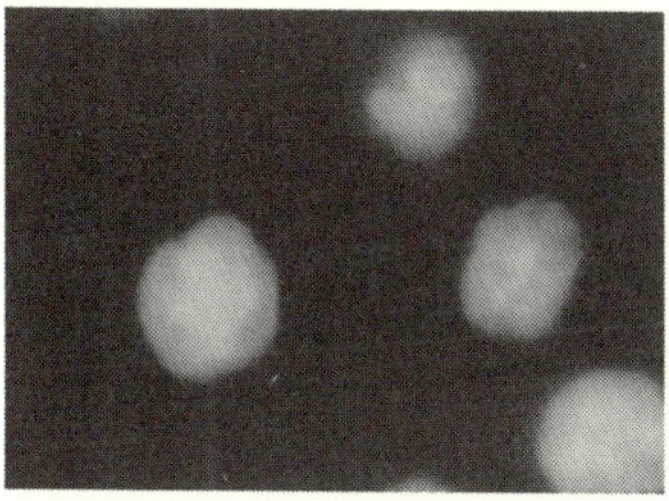

写真② 緑茶カテキン添加。胃ガンは細胞３日目に完全死滅。

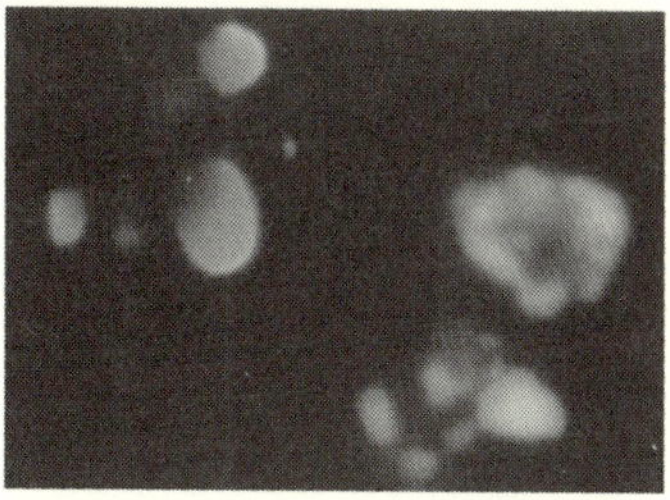

写真③ 最強カテキン（EGCg）添加。10時間で全滅した。

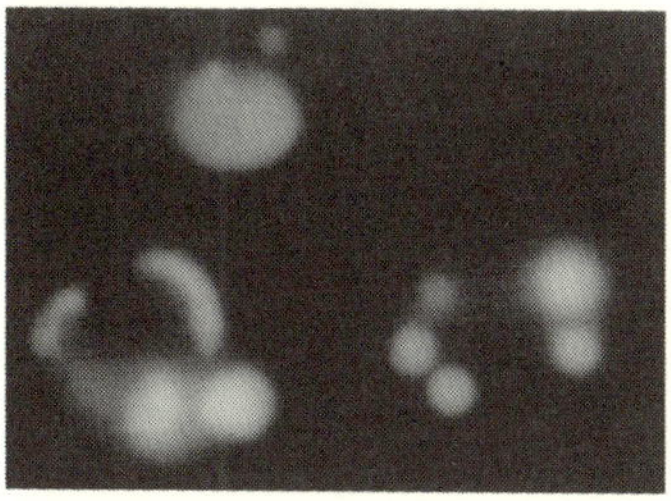

ガン化のあらゆる過程を抑える

お茶カテキンが、発ガンの各過程を抑えるしくみは、どんなものでしょう？

それは――

A：発ガン物質に作用し、発ガン性を無くす。

B：発ガン物質と結合し細胞内に入れない。

C：発ガン剤による突然変異を防ぐ。

D：突然変異が起こっても正常に戻す。

E：「発ガン」→「ガン促進」→「ガン発達」を抑制する。

つまり、お茶は「正常細胞ガン化A～Eの、あらゆる過程を抑制する」という事実が、わかってきたのです。

渋味成分（カテキン）の驚異的薬効

緑茶といえば、カテキン――。

最近緑茶への健康効果がマスコミでよく報道されます。

カテキンとは緑茶の「渋味」成分です。カテキンは、タンニンという物質の一種です。さらに、枠を広げると天然植物の種や葉、樹皮などに含まれるポリフェノール類と呼ばれる物質に含まれます。

ポリフェノール類は、老化防止に効果がある……と着目されています。

たとえば――。

▼**フラボノイド**：天然色素の主成分で、ブドウ、ナスなど色の濃い植物に多く含まれる。

▼**アントシアニン**：ブドウ、イチゴなど赤色、紫色などの鮮やかな植物に多く含まれる。

▼**イソフラボン**：大豆に含まれ、女性ホルモン様の作用を持つことが知られている。

乾燥した緑茶の茶葉には、約七〇種類ものポリフェノール類が含まれています。

その中でカテキン類は約八〇％を占めます。また緑茶全体量でカテキン含有率は高く、重量の約一五％もあり、カテキンは緑茶の薬効成分の中でも〝大黒柱〟といえます。

高血圧、糖尿病から虫歯、口臭に効く

これまでに立証されたカテキンの薬効は――。

①抗酸化で万病を予防する
②ＤＮＡ突然変異を防ぐ
③細胞のガン化を抑制する
④血圧・血糖値を正常に
⑤腸内の〝善玉菌〟を増やす
⑥虫歯・口臭予防に素晴らしい

グラフA　茶カテキンの虫歯に対する殺菌効果
■緑茶は虫歯菌を激減させ、虫歯を見事に防ぐ

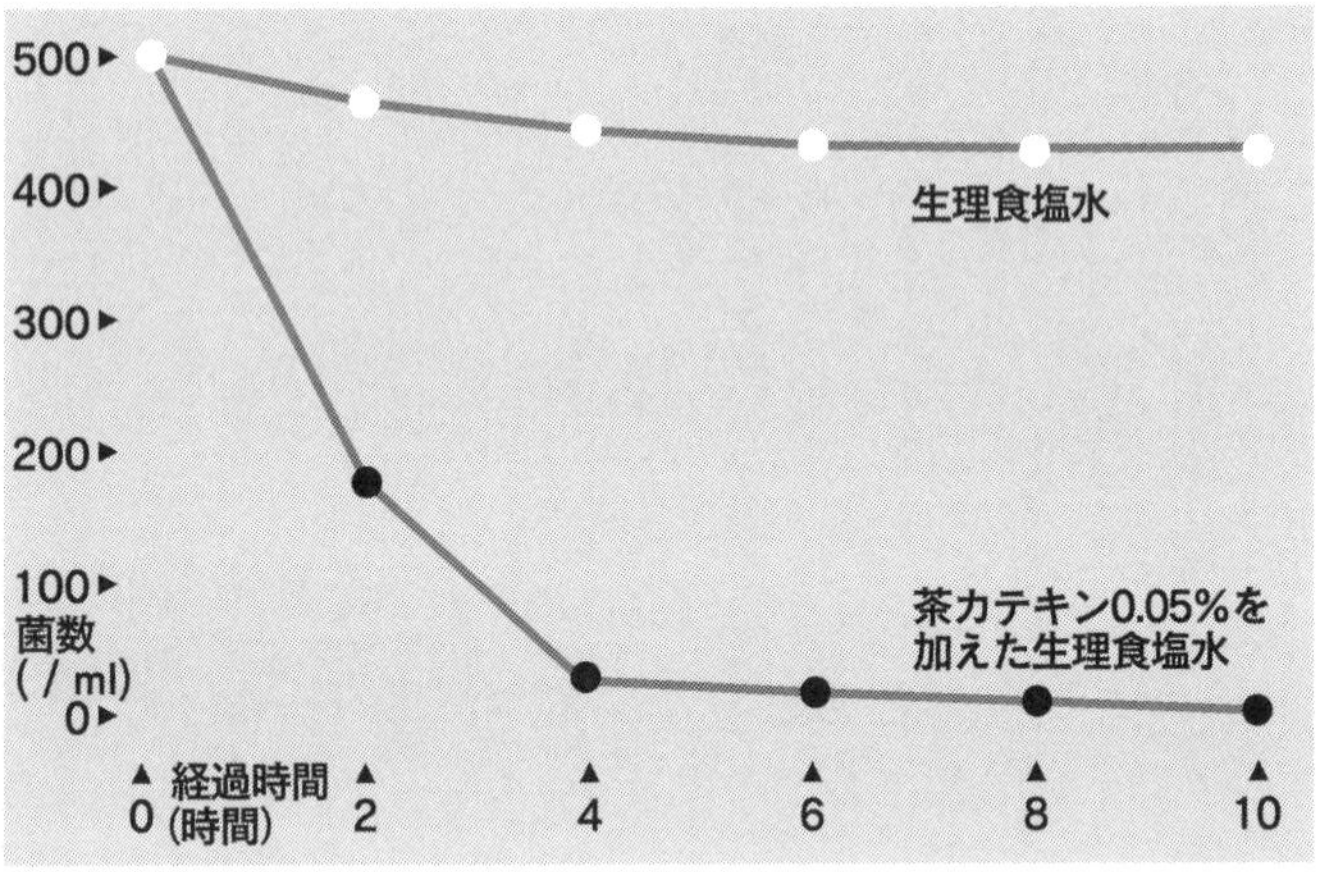

小國伊太郎『お茶は最高の健康食品』ごま書房 より

グラフAは、緑茶が虫歯予防に素晴らしい効果を発揮することを示します。ちなみにお茶には悪臭防止の効果もある。魚の生臭さに対するカテキン消臭効果です。五分の一から七分の一に臭いを押さえています。みごとです。緑茶でうがいは口臭予防のベスト方法といえます（『ガンにならない緑茶カテキンの驚異』樋廻《ひばさみ》博重著　青春出版社、他参照）。

ダイエットに番茶がぶ飲みのすすめ

⑦肥満予防：お茶は糖分解を妨げ、分解されたグルコース吸収を防ぐので、結果的に肥満を防ぐ。**グラフB**は、ヤシ油五％添加したエサを与えても、〇・一％カテキン配合で体脂肪はほとんど増加しないことを示します。

⑧悪玉コレステロールを減らす
高脂肪・高コレステロールの食事を与えたラットも、エサに一％緑茶カテキンを加えただけで、ぐんとコレステロール等が減らせる。その他、ダイオキシンなど毒物を体外に排泄する排毒作用もある。

⑨アルツハイマー予防：アルツハイマー痴呆症は、前脳基底部の記憶神経細胞のはたらきが失われます。お茶成分テアニンは、神経成長因子の合成を促進、神経が再生するのです！

東大分子細胞学研究所の報告も興味深い。ラット脳の海馬からとりだした神経細胞を培養し、アルツハイマー老人斑のアミロイドたんぱく質を加えると、神経細胞の多くは死滅する。ところが、カテキンを加えると神経細胞死がほぼ完全に防げることが立証されたのです。アルツハイマー予防に、お茶カテキンがきわめて有効であることを示しています。

⑩ウィルス等に抗菌作用：世界で猛威を振るったSARS予防に、専門家は「お茶によるウガイ」をすすめました。お茶カテキンにはインフルエンザ・ウィルスや風邪病原菌などの感染阻止効果があります。**グラフC**は、お茶カテキンの「百日咳菌」に対する抗菌作用です。一〇〇ppm配合でウィルス活性は激減しています。

さらに、胃ガン元凶の一つ、ピロリ菌（培養）を、緑茶カテキンはわずか数日で死滅させたのです。保菌者二八名にカテキン粉末を飲ませると四人の患者で完全除去、残り半数もピロリ菌活性が下がった。長期服用ならさらに除菌効果は上るはずです（浜松医療センター実験）。

グラフB　体脂肪増加を抑えるお茶カテキンの作用

■緑茶は脂っこい食事でも体重増加を2割抑制

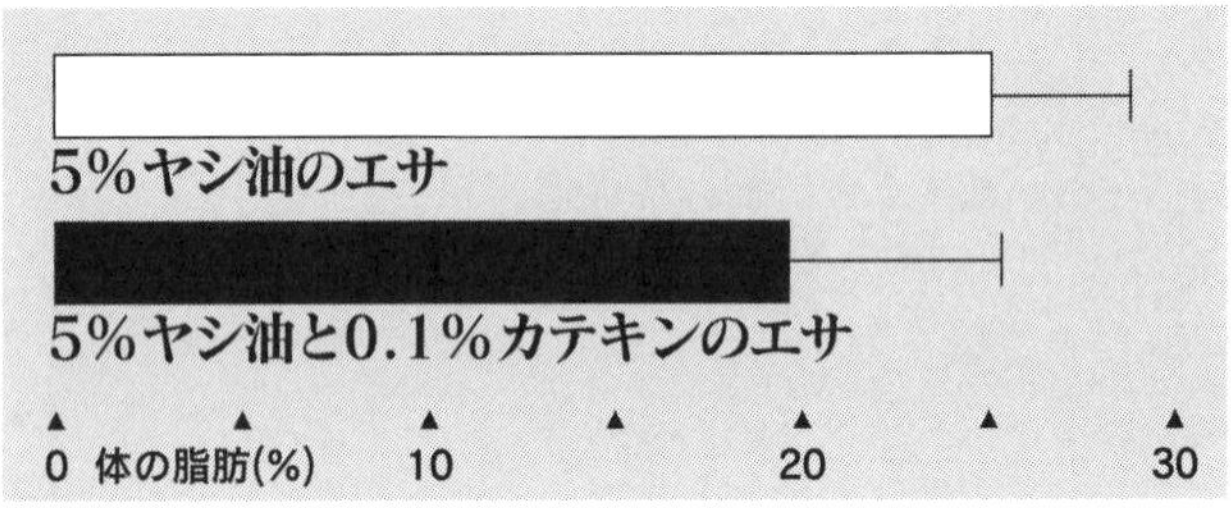

Ishigaki, et al., Proc. Internat. Symp. Tea Sci., 309, Shizuoka, Japan,1991

グラフC　お茶カテキンの百日咳に対する抗菌作用

■お茶カテキンで病原菌は四分の一に激減する

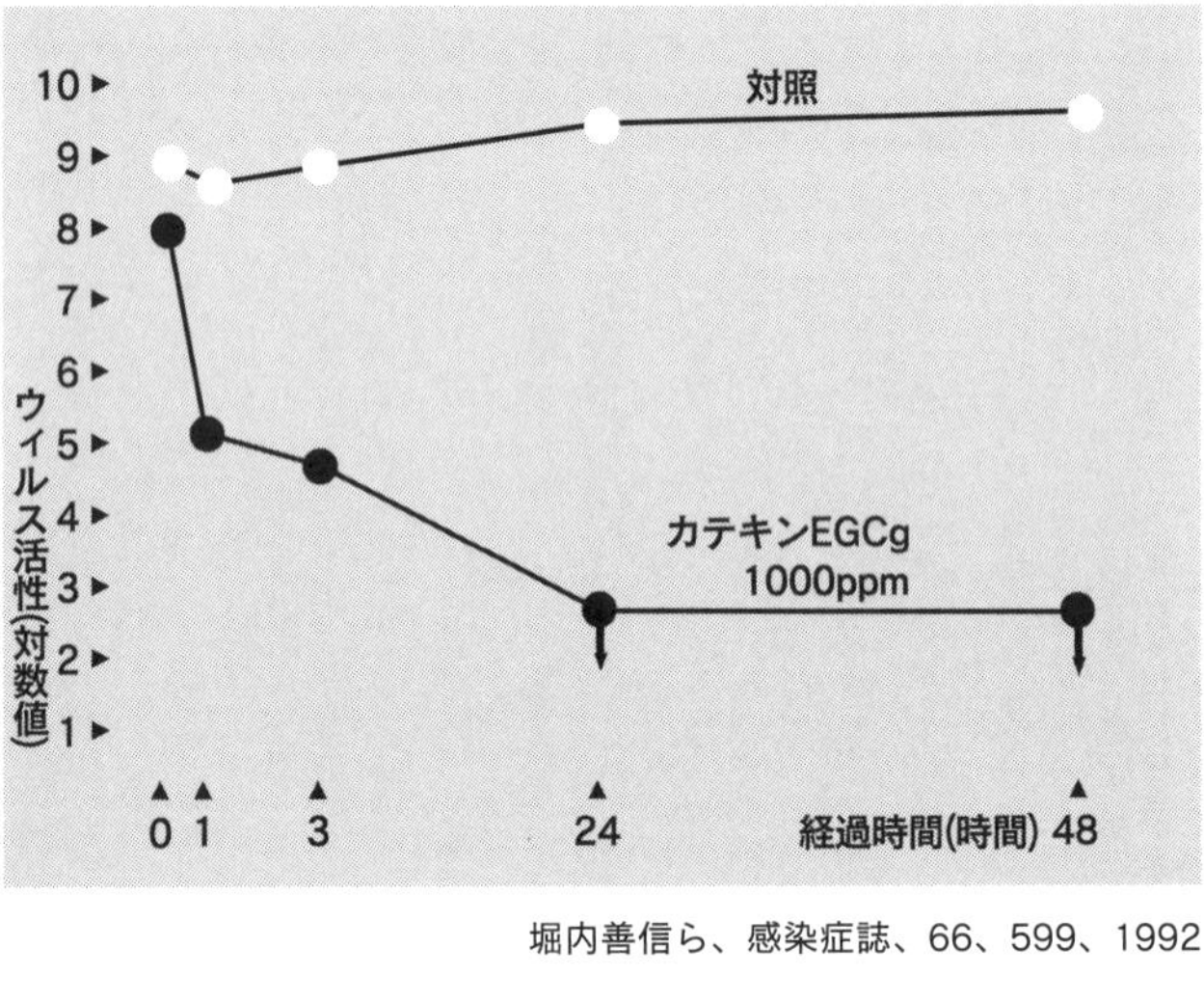

堀内善信ら、感染症誌、66、599、1992

鮨屋で〝あがり〟に緑茶を出す。それも食中毒の予防の面から理にかなっているのです。

病気の九割の元凶、活性酸素が消える

これらの効能の中でも、最近、最も注目されているのが抗酸化作用です。

つまり、活性酸素の働きを抑え、体内の過酸化脂質の生成を抑制する作用です。

活性酸素（フリーラジカル）も、その害作用がはっきりしてきました。よく、年を取ると「からだのあちこちがサビついて……」と冗談まじりに嘆く。ところが、本当にサビついていたのです。ヒトの病気の九割以上は、活性酸素による〝酸化（サビつき）〟現象なのです。

ガンも感染症も、じつは活性酸素による〝酸化〟が大きな引き金です。全身の老化ですら真犯人は、活性酸素による〝酸化〟なのです。新品ピカピカの鉄釘も放置すれば次第に赤錆が進み、最後は朽ちて大地に戻る。人の生死も、まさに同じ。酸化が早くすすめば早く老化し、早く土に戻る。酸化（サビつき）を遅らせれば、それだけ長命を保つことができるわけです。

ビタミンEの二〇倍の抗酸化力

人体は約六〇兆の細胞でできています。

おのおのの細胞は脂肪酸とたんぱく質の細胞膜で覆われています。細胞は新鮮な酸素や栄養素を、細胞膜を透過させて「吸収」し、不要な炭酸ガスや老廃物を細胞膜を通過させて「排

グラフＤ　お茶のカテキンによる枯草菌の自然突然変異の抑制
■茶カテキンは突然変異（発ガン等）を防ぐ

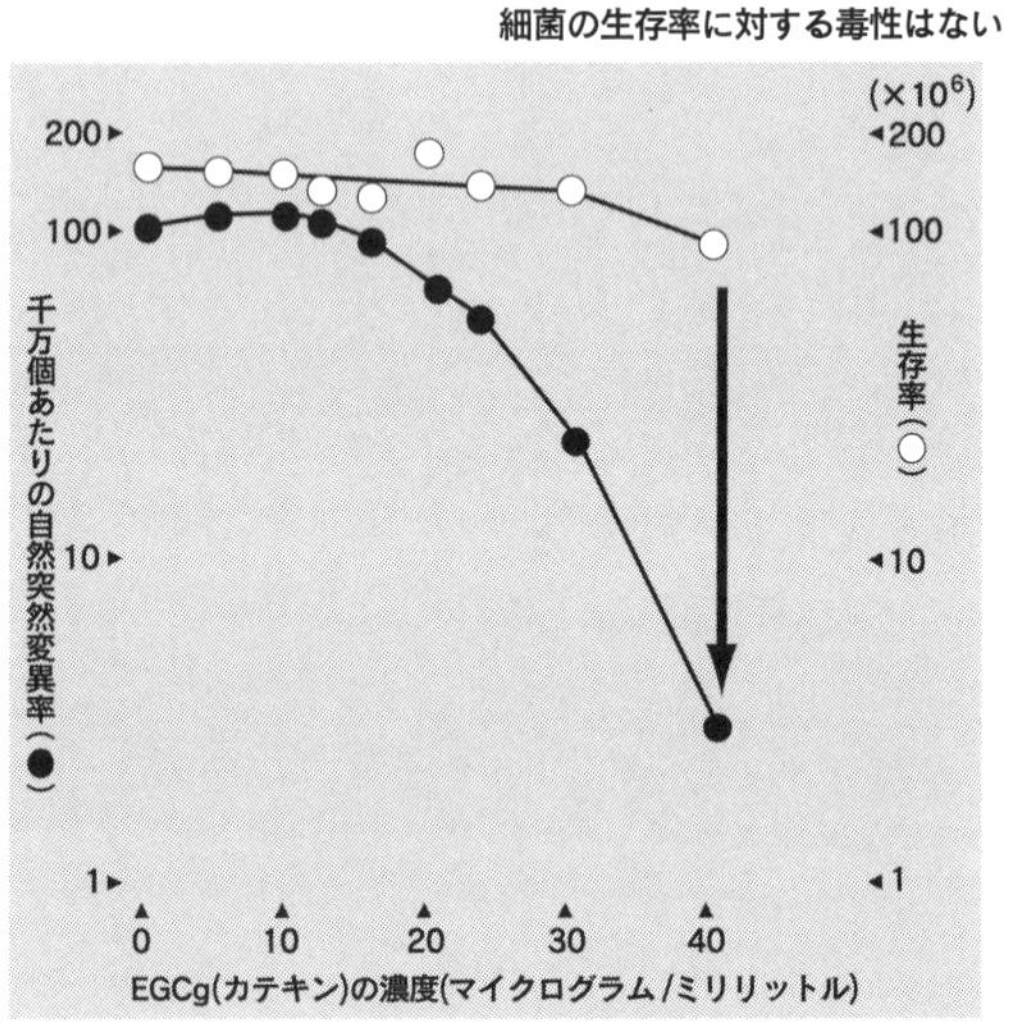

Kada,et al., Mutation Res., 150, 127, 1985

泄」します。ところが、この生命線である「細胞膜」は酸素に酸化されやすい。とくに酸化力の激しい活性酸素に出会うと、みるまに攻撃され過酸化脂質がつくられてしまう。細胞膜を構成する脂質、たんぱく質が、連鎖反応で次々に酸化され過酸化脂質に変質していく。すると遺伝子情報を担《にな》う内部のＤＮＡ（遺伝子）までも変質。つまり正常細胞に突然変異がおき、ガン細胞の増殖が始まるのです。

そこで期待されるのが、カテキンの強力な抗酸化作用です。緑茶には①エピカテキン、②エピガロカテキン……など四種類のカテキン類が含まれています。③エピガロカテキン・ガレート（EGCg）には、抗酸化作用が強いビタミンEの約二〇倍に相当する抗酸化力があるのです。

グラフDは、お茶カテキンによる突然変異の抑制作用です（国立遺伝学研究所、賀田恒夫博士の枯草菌による実験）。

カテキン投与で、突然変異が劇的に現象しています（矢印）。それだけ発ガンなどを激減させます。

多種多様な「有効成分」パワー

緑茶の持つ薬理作用は、カテキンだけではない。

表Eは、緑茶に含まれる「有効成分」の一覧。主な「効能」を上から順番に、なんとも、心強い〝薬効〟です。

具体的な〝薬効〟成分をみてみましょう。

表E　緑茶に含まれる有効成分

■見よ！「民間茶の王」緑茶の有効成分の数々

緑茶の煎じ液に溶け出る代表的な有効成分

成分	主な効能
カテキン	細胞のガン化抑制、ガンの増殖、転移抑制、抗菌・抗ウイルス作用、抗酸化作用、血中脂質・血圧・血糖値の正常化、腸内の善玉菌を増やす、虫歯予防
カフェイン	眠気を覚ます、疲労回復、鎮痛、利尿
ビタミンB1	疲労回復、心臓・消化器系・神経系の機能調節
ビタミンB2	皮膚・粘膜の保護、過酸化脂質の害の抑制
ナイアシン	皮膚病の予防
葉酸	貧血の予防
ビタミンC	カゼの予防、抗酸化作用、老化防止、壊血病（歯肉からの出血や全身の倦怠感などの症状が出る病気）の予防と解消
カリウム	体内の塩分量の調節、血圧降下
マグネシウム	筋肉と神経の機能調節、体内のカルシウム量の調節
フッ素	虫歯予防
亜鉛	細胞の成長・増殖・生殖能力障害予防
カルシウム	歯や骨を作る、心臓や脳、ホルモンなどの働きの調節
クロロフィル	血液中のコレステロールの正常化、ガンの予防
テアニン	血圧降下、鎮静
γ-アミノ酸	血圧降下

緑茶の煎じ液にほとんど溶け出ない代表的な有効成分

成分	主な効能
ビタミンE	抗酸化作用、老化防止
β-カロチン	抗酸化作用、ガン予防、皮膚粘膜の保護・強化
食物繊維	血糖降下、腸内の有害物質の排泄促進

『わかさ』わかさ出版 1998年9月号 より

肉食ガン大国、アメリカで熱い視線

世界の医学界が、緑茶に熱い視線を注いでいます。

その卓抜した薬理的効能が、つぎつぎに解明されてきたからです。

とりわけ、アメリカ医学界による緑茶研究は、近年急速にすすんでいます。

なぜならアメリカは大腸ガン、乳ガン、前立腺ガン……の死亡率が、世界の多くの国にくらべて五〜三〇倍とケタ外れ。その発生原因が「食と発ガン」研究で究明されてきたのです。その最大原因は「肉食」でした。さらに、動物性脂肪の大量摂取が〝発ガン帝国〟を生み出してきたのです。

一九九〇年、ガン予防に有効と見られる四〇種の植物性食品がピックアップされました。最先端の研究機関「デザイナーズ・フード・プロジェクト」が発足。その研究対象に緑茶が含まれているのです。

一九九八年六月、テキサス大学M・D・アンダーソン・ガンセンターで緑茶抽出物をガン患者に投与するという世界初の臨床実験がスタート。同センターは、全米のガン医療機関として最上位にランキングされています。その最高権威の緑茶研究ニュースは、インターネットで世界中を駆け巡ったのです。

「日本人の喫煙率は高いのに、アメリカにくらべ発ガン率が低い。それは、緑茶を飲んでいるからだ」

これは、もうアメリカの学界では定説となっています。

エイズ（HIV）にも効くぞ……！

お茶には、エイズ（HIV）ウィルス増殖を抑える作用もあります。

愛知がんセンターは、お茶カテキン（ECg、EGCg）に、エイズウィルス増殖を強く抑える作用があることを証明した。当時、最もすぐれたエイズ治療薬と言われたAZT（アジドチミジン）の二〇～三〇倍の効能というからスゴイ。ガン患者だけでなく、エイズ患者も、番茶を飲ませるべきです。

少なくとも、お茶のカテキンが、エイズウィルスが増殖する初期段階を抑える効果があるのです……。

「グリーンティはヘルシードリンク！」と海外で緑茶ブームが加熱するのも、当然でしょう。海外への緑茶輸出量も近年一〇年で倍の勢いです。

番茶カテキンで肥満体もスリムに

うれしいニュースがあります。番茶を毎日がぶ飲みすると体脂肪がみごとに減る。ダイエット効果があったのです。最近の研究報告は緑茶に豊富なカテキンに体脂肪を減らす効能があることを科学的に立証しています。カテキン摂取群は、通常の食事にくらべて①内臓脂肪、②全脂肪ともにみごとに減少してます。茨城キリスト教大学の板倉弘重教授らの研究グループが行った実験結果は、興味深い。軽度の肥満（＊ＢＭＩ平均値二五以上）の男女八〇人を対象に一二週、通常の三〜四倍濃度（五〇〇㎎以上／三四〇㎖）の茶カテキンを飲み続けてもらった。

その測定結果では、男性で主に内臓脂肪が、平均で約一〇％も減る効果が確認されたのです。全脂肪面積が、ふつうの食生活の人たちにくらべて、大きく減少することも立証された。カテキンのダイエット効果は「高濃度茶カテキンが、肝臓内で、摂取した脂肪を燃焼させる酵素のはたらきを高める」ことによる、という。よって「食べたものが体内で脂肪になりにくい」のです。

最低一〇杯は飲もう。水替わりがベスト

そういえば、番茶がぶ飲み主義のわたしは、体重は六八kg前後を維持、中年太りとはまったく無縁の筋肉質の体型です。これも、茶カテキンの脂肪燃焼によるダイエット効果によるものでしょう。

カテキンは、お茶の葉一〇〇ｇに一二〜一三ｇも含まれています。ふつうお茶は急須に二・五ｇほど入れ、三煎くらい飲む。これで成分はほとんど出きってしまう。平均すると一〇〇ccのお茶に約一〇〇㎎のカテキンが含まれる。お茶博士として名高い静岡県立大学の小国伊太郎名誉教授は、お茶でガンや生活習慣病の抑制効果を出すには、カテキン一〇㎎、つまり、ふつ

うの湯飲みで一日一〇杯以上飲むことをすすめる。

小国教授の研究では、静岡県人は多いところでは一人平均、年に三・七五kgもお茶を飲んでいた。これは日本人の平均（四〇〇g）の九倍の量です。言い換えると、これくらい飲まないと、お茶の薬効は期待できない。私は無農薬番茶を大鍋で沸かしたたっぷりのお湯にドドッと投げ込み、ウッソーと思うほど濃くして、それを水がわりにガブ飲みしている。多いときには一日二Lは飲む。これぐらい飲めば、いやでも緑茶パワーを実感する。おためしあれ！

②食べよ！ゴマ

——現代医学も立証、老化は六割減！

●老化防止、降コレステロール、高血圧、抗ガン作用など
●わが健康法——ゴマの黒がけ、番茶のがぶ飲み、海苔《のり》のバカ食い

ゴマ一粒とラクダ一頭を交換した——

「開け——！　ゴマ（オープン・セサミ）」

この呪文は、世界中の子どもたちに、あまりに有名です。

いわずと知れた『アリババと四〇人の盗賊』で登場する魔法の言葉。この呪文を岩戸の前で唱えると、アラ不思議、堅く閉ざした岩戸が、ゴロゴロ軋《きし》みながら開く。その奥には盗賊たちが隠した貯えた金銀財宝が……書いているうちに、子どもの頃に熱中して読んだ物語の光景が浮かんでくる。

ちなみにアメリカの有名な幼児向けTV番組『セサミ・ストリート』のタイトルも、この物語のエピソードから来ている。

セサミ（胡麻《ごま》）が、なぜ、宝物の扉を開ける呪文に使われたのでしょう。

古代のアラビアやヨーロッパの人々にとって、どうもゴマは驚異的な食べ物だったらしい。ある言い伝えでは「ゴマ一粒と、ラクダ一頭を交換した」とさえ記録されている。これは、あくまで例えだろうが、それほどゴマは彼の地の人々にとって貴重品だった、ということです。つまり栄養価というより薬効が、ケタ外れだったので、宝石なみに珍重した……ということでしょう。

六〇〇〇年……世界最古の健康食品なのだ

「ゴマは不思議な食物である……」

これは、日本の草分け的研究者のつぶやきです。謎と大きな可能性を秘めた、この小さな小さな粒に迫ってみよう。

その原産地は、中央アフリカです。六〇〇〇年前から油を取るために栽培されてきた。まさに人類の歴史とともに存在してきた。ゴマの歴史は半端ではない。

「精力がつく」「高カロリー」「食物を美味しくする」「香味油の素」……だけが珍重された理由ではない。

「広く世界で賞用されたのは……ゴマはいろいろ薬効を持った健康によい食品である、と深く信じられてきたからです」（『ゴマ――その科学と機能性』並木満夫編、丸善プラネット）。

「五臓を補い元気や体力を益す……」

たとえば、エジプトから出土した世界最古の医学文献（BC一五五二年）には「ゴマの効用」が説かれています。

また医聖として名高い古代ギリシアのヒポクラテスは「ゴマは活力を生み出す優れた食品」と明言しています。

中国の古典的医学書『神農本草経』（前三世紀）にも「……内臓の機能が傷ついた病気や、弱り衰えた病人を治すことができる。五内と呼ばれる肝臓、心臓、脾臓、肺、腎臓の五臓の機能を補い、元気や体力を益し、肌の肉づきを成長させ、骨の髄液や、脳を充たす作用がある。久しく服用すれば、だんだんと身が軽くなり、年をとっても老いがないようになる……」と記載されています。

はやく言えば臓器を活性化させ、骨、脳を若々しく保ち、老化を防ぐ――。つまり〝スーパー健康食品〟であることが、この古代医学書からもわかります。

これらの効能は、現代科学の細密な解析で、つぎつぎに立証されています。

驚異の抗酸化作用が〝超効能〟の秘密

「老化防止」作用――その秘密は、ゴマ油の極めて優れた抗酸化性に秘められています。

たとえばゴマ焙煎油は、六〇℃の解放試験でも数十日たっても酸化されない。これは、他の植物油では考えられない。驚異的な抗酸化機能です。老舗《しにせ》の天麩羅屋は、胡麻油を最上の揚げ油と珍重する。それも故あってのことでした。

俗にいう活性酸素（フリーラジカル）が、疾患の九割以上の元凶となっています……。

これは、もはや常識です。さらにガンや老化なども〝酸化〟によって引き起こされます。

「高脂血症」治療薬をしのぐゴマパワー

ゴマは「老化を防止」します。まず、その抗酸化機能によって動脈硬化が予防されるからです。血清中の過酸化脂質（ＭＤＡ）が動脈硬化の元凶です。対するゴマ成分（セサミノール）の抑制効果を測定したものです。医者が高脂血症の治療薬として処方するプロブコールと比較すると、なんという皮肉！　ゴマ成分は市販の「高脂血症」治療薬より、はるかに、優れた抑制効果を発揮しているのです。医者には「高脂血症の患者には、これらクスリよりゴマ油を渡しなさい」と言いたい。

老化速度をナント四割に抑えるぞ

老化測定マーカー（指標）として〝8‐ＯＨｄＧ〟と呼ばれる物質が使われます。

これはＤＮＡ（遺伝子）の酸化傷害で生じ、尿中に排泄される。この物質を測定すれば老化の進行度合いがハッキリとわかります。**グラフB**は、ゴマ成分の一種セサモリンを一％添加し

グラフA

■コレステロール低下剤よりゴマを食べよう！（高価で危険な薬よりはるかに有効）

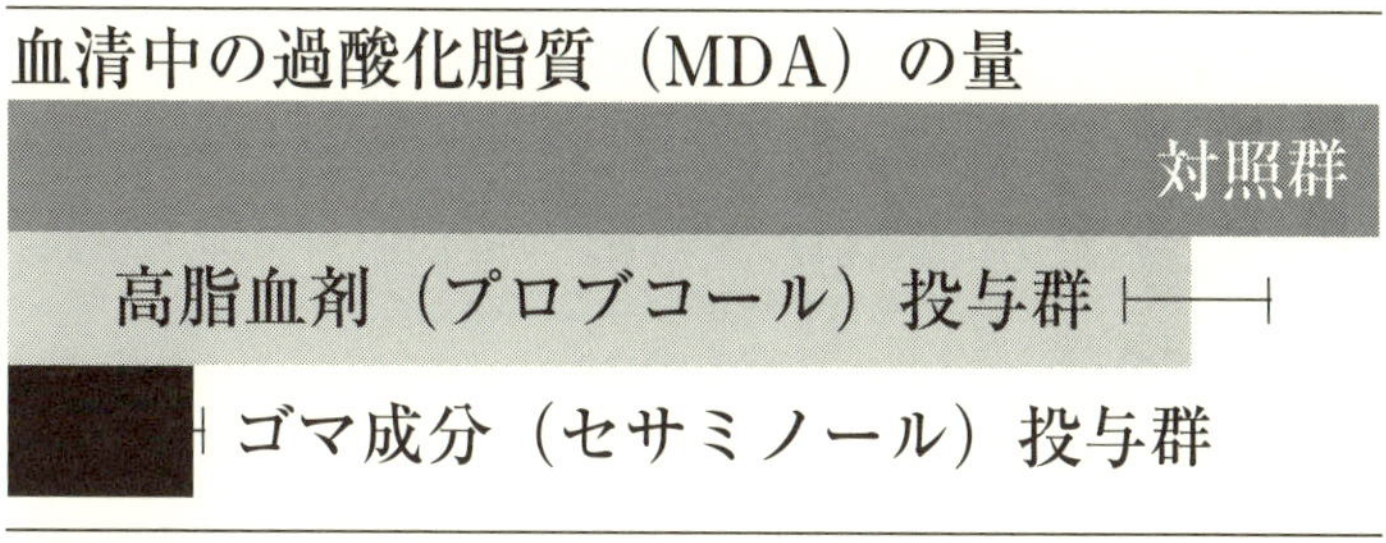

グラフB

■ゴマ成分でラットの老化速度を4割に抑制

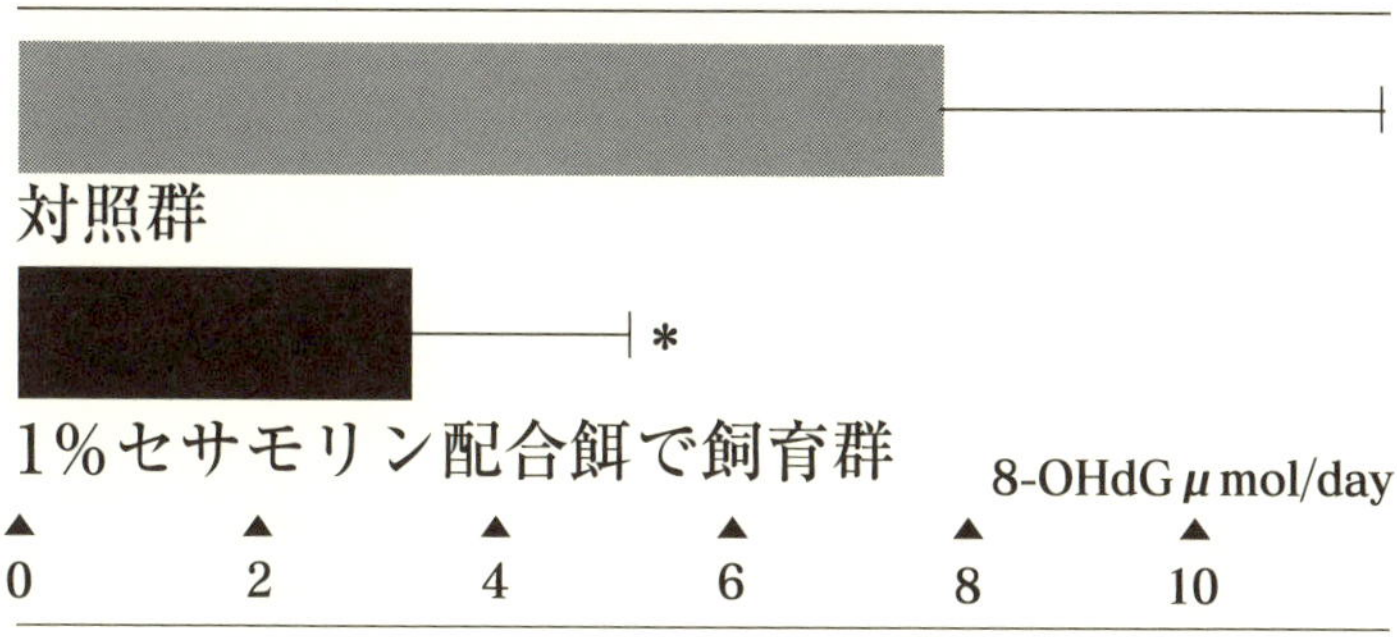

グラフC　ハムスターの肝臓コレステロール濃度に及ぼすセサミンの影響

■セサミンの劇的なコレステロール低下能力

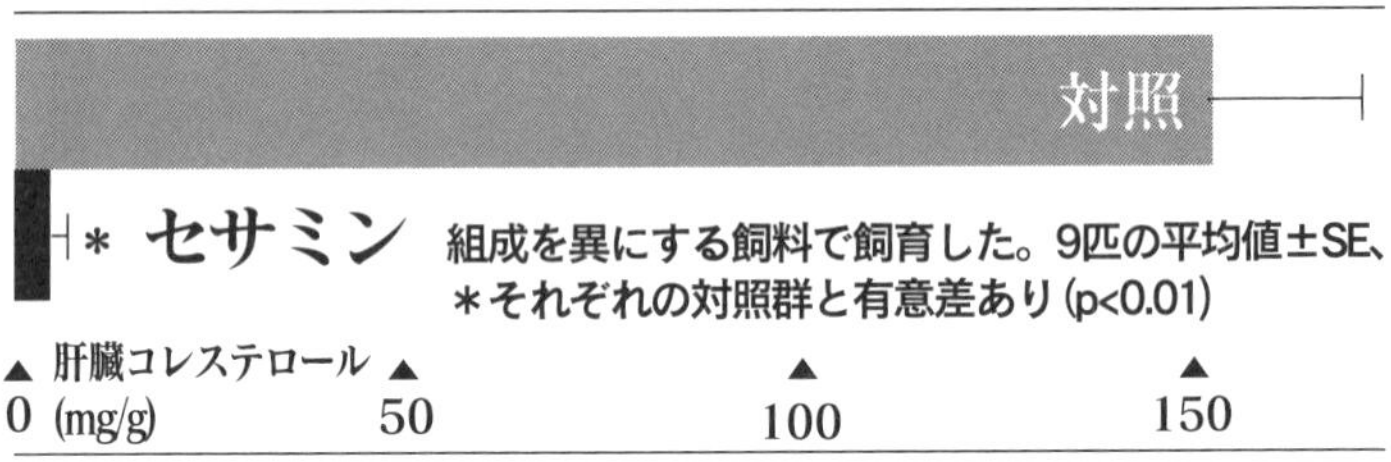

た食事を与えたラットと、そうでないラットの尿中〝8－OHdG〟量を比較したもの。ゴマ成分を与えたラットの老化速度は、ふつうのラットの約四割に抑えられていることがわかります。さらに肝臓や腎臓の脂質過酸化が抑制されています。

古来言い伝えられる「ゴマは若さを保つ秘薬」とは真実だったのです。

動物実験による大動脈内のコレステロール沈着の比較データでエサにゴマ脱脂粕一〇％添加したグループは、コレステロール沈着が約四分の三に抑制されることがハッキリわかります。血管への悪玉のコレステロール沈着こそ、血管の老化、さらに心筋梗塞や脳梗塞などの引き金となる。ゴマの常食は心臓発作やポックリ病を防ぐのです。

悪玉のコレステロールとは、ギトギトした脂《あぶら》を想像してもらえばよい。血液のサラサラした流れを阻害し、体の過酸化つまり老化を促す。**グラフC**は、ラット実験で確認されたゴマ成分（セサミン）による肝臓コレステロールの低下作用。対象群はエサに多量コレステロールを配合。コレステロール配合の多寡にかかわらず、セサミンは劇的に降コレステロール作用を示すことがわかります。

「降圧剤」より、ゴマかけごはん

セサミンの驚異的な降コレステロール作用のメカニズムには、まず小腸からのコレステロール吸収阻害があります。実験は吸収率は約五〇％から三五％に劇的に低下しています。セサミンのコレステロール吸収阻害を証明しています。

ゴマ成分で血中の悪玉のコレステロールが抑制される……ということは、高血圧も抑えられます。

ラットの血圧に対するセサミンの降圧効果は二〇〇（ｍｍＨｇ）弱の高血圧がセサミン投与で一五五（ｍｍＨｇ）まで劇的に下がっています。なんとも感心するほどの高血圧の改善です！　私の知人に、医者からもらった「降圧剤」を真面目に毎日飲んでいる人が何人もいるが、その人たちに、この結果を、見せてこう言ってやりたい。

「ごはんにスリゴマかけて食ったほうが、はるかにマシだよ！」

酒呑みにもうれしい！　アルコール分解スッキリ

さて――。つぎは「ゴマは酒呑みにも効く」というありがたい話。

グラフD　セサミンの乳がん発症に及ぼす影響
■ゴマ成分は乳ガン発症を三分の二に抑える

異なった文字を付した線の間で有意差あり

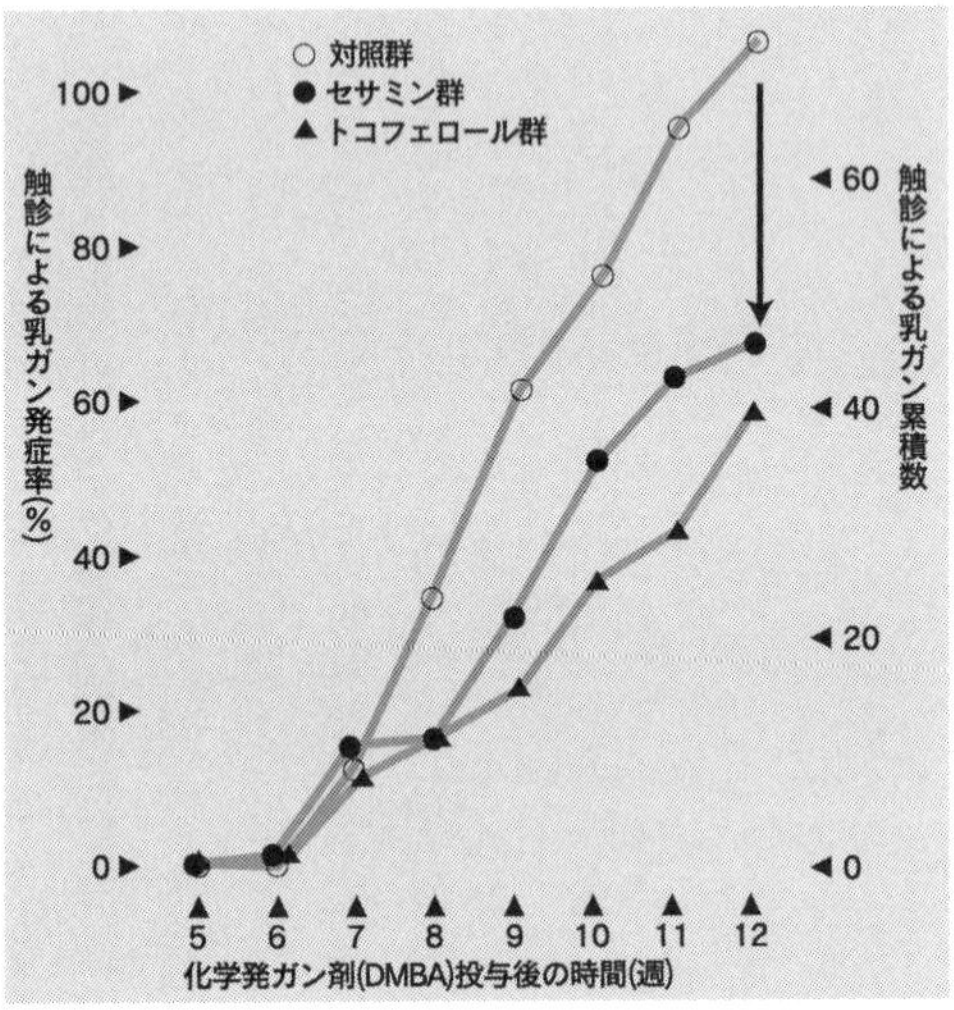

わたしは、大きな声では言えないが、酒が大好きだ。たまには、本当にたまにはシコタマ飲むときもある。

ところが、なんとゴマは「アルコール分解を促進する」という。

その証明。ラットにアルコールを経口投与して、血中濃度の変化を比較したら、セサミン投与群はグンと血中アルコール濃度が抑制される。三時間後、一二五〇ｐｐｍが約四〇〇ｐｐｍに急減する。つまり、それだけ肝臓でのアルコール分解が促進されたのだ。まさに、酒呑みには、心強いデータではないか。

「酒好きよ、酒を飲むときにはゴマ料理は欠かすな！」を合い言葉としよう。

ガンにならぬと毎日の〝ゴマ食い〟

ガンも活性酸素（フリーラジカル）による酸化作用で、発生します。

ゴマには著明な抗酸化作用がある。よって、ゴマに抗ガン作用があるのも、当然です。乳ガン発症に対するセサミンの抗ガン作用を観察すると、投与後一二週目では、抗ガン剤トコフェロールとほぼ同等のガン抑制効果を示しています。

化学薬剤は恐ろしい副作用があるが、ゴマはその心配がない。乳ガンだけでなく、ゴマの抗酸化作用は、他のガンを抑制することも確実です。ガン予防にも、毎日の〝ゴマ食い〟は欠かせない。

皮膚ガンを四〇％にまで抑えた

ゴマは皮膚ガンに対する強い抗ガン作用を持ちます。

とくに黒ゴマに顕著。黒ゴマ培養細胞からの生成物（エスクレン酸等）を塗布して皮膚ガンの初期状態（パピローマ）発生の抑制効果を測定した。すると塗布しない群は、七週目頃から一〇〇％皮膚ガンが発生。これに対して黒ゴマサンプルを塗布した群では、発ガンは四〇％にまで抑制された。これは、皮膚ガン患者には、黒ゴマパックなども、治療効果があることを示しています。ガン治療現場でも、重く受け止めるべき結果です（以上――。グラフA～Dは『ゴマ――その科学と機能性』より引用）。

ゴマの効能は、まだまだ奥がある。その効能（薬効）に魅せられた研究者たちが「日本ゴマ科学会」なる学会まで結成しています。そのことからも、その深淵なることがわかります。

クスリ買うよりゴマを食え

老化防止から動脈硬化防止、高血圧を治療する、高コレステロール症には市販の医薬品より効果があり、悪酔いを防いで、ガンまで防いでくれる。

これなら、市販の保健薬や、病院で医師が処方する医薬品より、ゴマ料理を美味しくいただくほうが、はるかに、はるかに賢い。これは、赤ん坊でもわかるリクツです。

さらに、医者の配合する化学医薬剤は、医者は絶対教えてくれぬが、恐ろしい副作用を秘めている。その副作用で死んでも、医者は絶対、それを教えてはくれない。なのに、医者からもらったクスリを、人々は後生大事に飲んでいる。なんと、愚かで悲しい光景だろう。高いクスリ飲むよりゴマを食え！　これを今日から実行しよう！

黒ゴマきなこに、番茶のがぶ飲み

わたしの〝健康法〟は、一言で言えば――〝ゴマの黒がけ、番茶のがぶ飲み、海苔《のり》のバカ食い〟。ダイナミックでわかりやすいでしょう。わたしは、黒ゴマきなこを愛用している。すると、大豆タンパク質も装備され、まさに完全武装の健康メニューとなる（そしてうまい！）。

ただし、毎日、ゴマの黒がけ飯じゃあネ……という方もおられよう。

いうまでもなく、ゴマは和風料理では、まさに千変万化する食材、調味料。「ごまかす」は「胡麻化す」に由来。すなわち「美味にする」の意です。
①**煎る**、②**擦る**、③**切る**、④**捻る**、⑤**練る**……という五種類のワザがある。
①**煎る**……ことから、ゴマ仕込みは始まり⑤**練る**、すなわちペーストが終りとなる。
また、ゴマにも種類は多い。
A：黒ゴマ、風味が強く、表皮にミネラルを多く含む。黒い色素はアントシアニンという。老化原因物質である過酸化脂質を抑える働きがある。老化、ガン、生活習慣病（かつての成人病）の予防効果が着目されている。
B：白ゴマ、良質のゴマ油分を多量に含み、ゴマ油製造の原料にも使われる。
C：金ゴマ、小粒で色が黄金色。香り、風味ともにすぐれる。ただし、生産量が少ないので、ゴマ油にはせずに、料理用に使われている。
D：むきごま、ゴマの皮を取り除いたもの。すぐに料理に使える利点がある。ただ、米でいえば白米のようなもの。皮に含まれるカルシウム、食物繊維は摂れない。
ゴマを毎日、たっぷりいただく――。その秘訣は、ゴマだれを常備しておくことです。
「和風ゴマだれ」「中華ゴマだれ」の二種がおすすめ。
▼**「和風ゴマだれ」** しょうゆ（大さじ6）、砂糖（大さじ2）、みりん（大さじ2）、だし汁

（大さじ1）、白ゴマペースト（大さじ5）の割合で混ぜる。

▼**「中華ゴマだれ」**　しょうゆ（大さじ3）、酢（大さじ1）、砂糖（小さじ2）、酒（大さじ1）、鶏ガラスープ（大さじ1）、白ゴマペースト（大さじ2）、白すりゴマ（小さじ2）、ゴマ油（小さじ2）、ネギみじん切り（大さじ1）、ショウガみじん切り（小さじ1）、らー油（小さじ1）。

——とても、暗記して覚え切れない。くれぐれも当てずっぽうでやらないように。

▼**ごまつゆ**　これは上記の「和風」「中華」いずれかのゴマだれに、薄めの出し汁を加えると、アッというまにできてしまう。

▼**ゴマ味噌ドレッシング**　透明ゴマ油（白ゴマ油、3／4カップ）、ゴマ油（1／4カップ）、酢（1／4カップ）、味噌（大さじ3杯半）、砂糖（小さじ1強）、白すりゴマ（大さじ7杯半）。味噌、白すりゴマ以外を、泡たて器で混ぜる。味噌を少しずつ入れてなめらかに混ぜる。最後に白すりゴマを加えて完成。

▼**ゴマふりかけ**　しそ梅風味　梅干し大六～七個を小さくちぎり、赤じそと皿に並べて電子レンジに入れ水気を飛ばしカリカリにする。ほぐしてゴマと厚手の鍋に入れ気長に煎る。バットに広げて冷ましてできあがり。

▼**しょうゆ味**　カップ半分のだし汁としょうゆ（大さじ2）、みりん（大さじ1）、白ゴマカップ1をナベに入れ中火で煮る。水分がなくなってくると弱火でサクサクするまで煎る。

（『開けごまクッキング』岩崎園江著、創森社、参照）

以上の基本装備を、フルに活用して、風味、栄養、薬効ゆたかなゴマレシピを毎日楽しんでいただきたい。

「食べよ……！ゴマ‼」

3 海苔《のり》

――海の野菜で、大腸ガンが八割減！

- ●ビタミン、カロチンなど、抗ガン物質の宝庫
- ●大腸ガン五分の一、乳ガン八分の三に
- ●血管が柔らぎ心筋梗塞、脳卒中を防ぐ
- ●肌荒れ、視力、胃腸病、風邪に効く

海苔《のり》をバリバリ！　ガンにならないゾ

海苔《のり》のバカ食い――。わたしは、ほぼ毎日、海苔《のり》をバリバリ食う。

ソバ、そーめんのつゆにちぎって入れる。しょうゆをつけご飯に乗せて食べる。ビールや酒のつまみに、焼き海苔《のり》をゴマ油としゅうゆに付けつまむ。これは、なかなかオツなもの。ウドンやラーメンなどにも、かならず、つゆの表面が真っ黒になるほど海苔《のり》をいれる。急ぐときは、練り海苔《のり》をごはんに乗せて食べる。

その第一の理由は、まずガンにならないため。

ガンの大きな原因が活性酸素です。これは、もう多くの人が知っています。

「……（活性酸素が）増え過ぎると正常な細胞まで攻撃して、その結果ほとんどの病気の原因をつくりだします。その一つがガンです……」（『海苔の驚くべき効用』野田宏行他著、チクマ秀版社）。

ビタミンCなどが活性酸素を抑える

ガンにならないためには、活性酸素のはたらきを抑えればいい。

「……それに有効なのが抗酸化物質と呼ばれる成分です。ビタミンE、ベータカロチン、ビタミンC、メラトニン、共役リノール酸などが、それに該当します」「海苔《のり》には、これらの成分の多くが含まれています」（同書）。

つまり、海苔《のり》は抗ガン物質の宝庫なのです。

ガン細胞を攻撃、免疫力をアップ

海苔《のり》には直接ガン細胞を攻撃するアタック成分も含まれます。

ベータカロチン、アルファカロチン、ゼアキサンチン……がガン攻撃する。これらは太陽光から炭水化物をつくる光合成の補助色素。それが、ガン細胞をやっつけてくれるから心強い。

海苔《のり》をお湯に溶かすとヌルヌルする。これは水溶性糖質で全体の約三〇％も含まれます。大部分がポリフィランと呼ばれる成分。

「……これが、マクロファージを刺激し、ヘルパーT細胞をつくり、それによって免疫力を強化させせ、ガンの発生を防ぐ」（同書）。

抗ガン物質メラトニンを増やす

さて、脳の松果体という部分からメラトニンという神経ホルモンが分泌されています。これは脳内で有効にはたらく抗酸化物質です。つまり、脳しゅようなどの発生を抑える抗ガン物質です。メラトニンは別名〝若さのホルモン〟と呼ばれます。生体リズムを刻み、免疫力を強め、老化・ガンの抑制作用があります。

メラトニンは、必須アミノ酸の一種トリプトファンから合成されます。このトリプトファンを多く含む食品の代表バッターが海苔《のり》なのです。海苔《のり》をバリバリ食べることは、豊富に抗ガン物質メラトニン原料を補給するとになるのです。

――以上、①ビタミンCなどで発ガン物質を抑制し、②ベータカロチンなどで外からガン細胞を攻撃し、③内からは免疫力アップしてガンを弱らせる。④抗ガン物質メラトニン原料も補給……海苔《のり》には四重のガン攻撃機能が備わっているのです。

大腸ガンが一〇分の二に激減した

――二つの実験があります。

まずA、B一〇匹ずつ、二グループのラットに強い発ガン物質（ジメチルヒドラジン）を週に一度、一二週間にわたって二〇㎎（体重一kgあたり）注射。この一二週間のあいだAグループには海苔《のり》の粉を二％添加したエサを食べさせた。Bグループは、海苔《のり》ゼロの普通のエサ。八週間後に解剖して大腸ガンの発生状態を観察してみた。海苔《のり》ゼロのBグループは一〇匹中七匹に一〇個ものガンが発生していた。海苔《のり》を食べ続けたAグループは、一〇匹中二匹に一個ずつのガンのみ。単純計算でも、海苔《のり》の抗ガン作用で、ガン発生は個体で七分の二、ガン個数で一〇分の二……に減ったことになります。

海苔《のり》は乳ガンも八分の三に減らした

生まれつき乳ガンにかかりやすいマウスがいます。C3Hと呼ばれる系統マウス。母体からのウイルス感染という遺伝的特性で生まれて一年半くらいで乳ガンで死んでいく。生まれて七週目になったこのマウス群で、やはりA（海苔《のり》二％添加群）、B（ふつうのエサ）二グループで実験してみた。六〇週目まで飼育して観察すると、Bグループは一〇匹中八匹に乳ガンが発生。これに対し海苔《のり》を食べ続けたAグループは一〇匹中三匹に乳ガンができていただけ。海苔《のり》が発ガンリスクを八分の三に減らしたのです（北里大学・山本一郎博士の実験）。

一日一〇g（三枚）が理想だが

さて、このラットの餌に二％添加された量は、人間の毎日の食事に換算すると約一〇g。これは、一日三枚の海苔《のり》に相当します。「ソンナァ……」と絶句するなかれ。その他、昆布やヒジキなど他の海藻類、さらに番茶がぶ飲み、ゴマの黒がけなどもあるから、まあ一枚も食べれば十分でしょう。

ただし、ふつうの食生活をしている人は……？

「せめて二枚の海苔《のり》を食べてくださいませんか。海苔《のり》は美味しい食べ物なのです。ガンのことなど忘れておおいに海苔《のり》を楽しんでください。それで長生きができれば、これほど幸福なことはないでしょう」（同書）。

海苔《のり》といえば、バリバリかじることしか、頭に浮かばないあなた。海苔《のり》巻き、海苔《のり》むすび。野菜のおひたしにパラパラ。スパゲッティにもみ海苔《のり》。味噌汁にちぎればアッという間に海苔《のり》いり味噌汁。さらにタコ焼きにお好み焼き。考えてみれば、海苔《のり》はまさに海の万能野菜です！

栄養をギュッと凝縮〝高密度〟食品

おなじみ干海苔《のり》は、青野菜をしのぐほどビタミン、ミネラル分が豊富です。

いわば栄養成分が凝縮された〝高密度〟栄養食品なのだ。

その成分は、ほぼパーフェクトといえる。

＊海苔《のり》に含まれる栄養成分（一〇〇g当たり）たんぱく質：三九・四g、鉄分：一〇・七mg、カルシウム：一四〇mg、マグネシウム：三四〇mg、亜鉛：三・七mg、カロチン：四三〇〇〇μg、ビタミンC：二五〇〇～三〇〇mg、ビタミンD：〇・一六mg、ビタミンB12：七七・六μg、エネルギー：一七三kcal

＊干しアマノリ（一枚あたり約四g）（『食の医学館』小学館他　参照）

――報告された海苔《のり》の医学的効能は、以下のとおり。

▼**抗ガン作用**　活性酸素を除去し、ガンを防ぐ。

▼**動脈硬化**　悪玉コレステロールの酸化を防ぎ若くたもつ。

▼**心筋梗塞**　コレステロール沈着を防ぐ。

▼**肌荒れ**　皮膚や粘膜を健康に保つ。

▼**眼病**　近視、老眼など視力を回復。

▼**胃腸病**　消化器をじょうぶにする。

▼**風邪**　呼吸器など粘膜を強くする。

ビタミンB12でサラサラ赤液に

▼**悪性貧血**　赤血球が弱ってドロドロの血になる。海苔《のり》に含まれるビタミンB12は、葉酸と

反応して、赤血球を生み出す。

「海苔《のり》を一日一枚、一週間食べつづけたら、顕微鏡で見た血球が、ドロドロから、サラサラの丸い赤血球に変化した！」

とテレビの健康番組で、主婦たちがニコニコしていた。これは海苔《のり》に豊富なビタミンB12のおかげです。

▼イライラ　ビタミンB12は、精神を正常に保ち、安定させる作用もあります。イライラ落ち着かない子どもにも、海苔《のり》をバリバリ食べさせよう。さらに、海苔《のり》に豊富なカルシウムとマグネシウムも神経興奮をしずめ精神安定作用があるのは、有名です。

▼骨粗しょう症　「牛乳は飲むほどにカルシウム脱落で骨がモロくなる」。これは、最近よく知られるようになってきた。海苔《のり》など海藻は驚くほどカルシウムも多い。牛乳をやめて、海苔《のり》をバリバリ食べるのが正解。

▼腰痛・肩凝り　カルシウム不足で骨質が弱くなっている。海苔《のり》のバカ食いで解消する。

▼高血圧症　血圧降下作用が確認されています。

――たとえば、高血圧に悩まされていた年配男性が、医者から「海苔《のり》を煎じて飲む」ことをすすめられ実行した。約二〇〇ccの水に治療目的なら海苔《のり》一〇g（三枚）、体調を整えるなら五g入れて、トロ火で一時間煎じて、一日かけて飲む。この**海苔《のり》の煎じ汁で数か月で血圧は正常値に回復した。**つまり、海苔《のり》をスープや味噌汁に入れて飲んでも同じ効果が期待できる。

▼二日酔い　海苔《のり》に含まれるビタミンC、さらに含硫アミノ酸システィンはアルコール分解など肝臓の解毒作用を助ける。

海の〝乾燥野菜〟を常備せよ

「野菜が足りないヨ……」

現代人の栄養不足で、必ず注意される一言。

ただし、いつも新鮮な野菜を常備するのも、大変です。とくに外食がちになったり、独り者など、どうしても野菜不足におちいりがち。そこで、おすすめが海苔《のり》です。海藻は、別名〝海の野菜〟。いわば海の〝乾燥野菜〟です。すぐ取り出せパリパリでも、しっとりでも美味で、嬉しいことに保存がきく。

旅館などで、朝食にかならず海苔《のり》が出る。これは野菜が一皿出たのと同じことです。海苔《のり》むすびや海苔《のり》巻きも、御飯と〝野菜〟をいっしょに食べているのです。海苔《のり》弁当もしかり。日本の伝統食に、あらためて感心。西欧でいえばサンドイッチに通じる感覚といえます。

海苔《のり》と言ってもこーんなに……

海苔《のり》といっても一種類ではない。アマノリ、岩ノリ、青ノリ、エゴノリなど、いろいろ品種はある。ふつう焼海苔《のり》、味付け海苔《のり》などでポピュラーなのがアマノリ（甘海苔《のり》）。海で採取した甘海苔《のり》を細かく刻んで、梳《す》いて、脱水し、すだれの上で乾燥させたものが、おなじみの干海《の》苔《り》である。かつては、手間ひまかかる贅沢品だったが、機械化で、各段に安く庶民でも味わえる。ありがたいことです。

「効能禁止……」の弾圧に立ち向かえ

これほど、驚異的な薬効があるのに、海苔《のり》メーカーは、一言も、これを口にしてはならない……という。大手製薬会社さらに日本医師会から巨額の政治献金（別名ワイロ）をもらっている自民党政権が、それを許さない。いつの時代も利権と結び付いた権力ほど恐ろしいものはない。

「海苔《のり》の健康や医療効果、効用は、申し上げられないのです。薬事法の問題がありますから……。ある放送局で海苔《のり》特集がありテレビ出演しましたが、そのときも『効く』とはいえませんでした」と老舗《しにせ》㈱本海苔《のり》店の担当者も残念そう。それでも「子どもたち、若い人たちにも……できたらお子様のときから海苔《のり》を食べつづけ健康になって欲しいですね……」。

医学面、健康面の効能効果が、これほど証明されているのに「口にしては、まかりならん」という政府の弾圧は理不尽極まり無い（これに対し市販医薬品の戦慄副作用もみ消し、ありもしない効能の虚大広告は見逃しまかり通る）。

これで伝統を誇る子どもが育つか？

自民党政府は、教育基本法を〝改正〟し、「日本の伝統文化を愛し、誇る」子どもたちを育てる——という。チャンチャラおかしいとは、このことです。

わたしが、この本で絶賛する身の回りの世界に誇る伝統食品の「効能」を業者に口外することすら禁じ、弾圧してきた張本人は、自民党政権そのものものではないか。

あらゆる伝統食品全般にいえる非道な弾圧である。海苔《のり》業界だけでなく、伝統食品業界は一致団結、声を大にして、この無理無体な極悪政治に、立上がり、立ち向かって欲しい。

4 梅干し

——酸っぱいは、健康のもと

●朝、ひとつ。「梅干しはその日の厄《やく》のがれ」
●胃ガン原因のピロリ菌除去
●疲労回復、風邪、のど痛に著効
●動脈硬化、食中毒、大腸カタルに効く

『梅干しと日本刀』で絶賛

梅干しと聞いて年配者なら、まず思い出すのが日の丸弁当でしょう。

「日の丸弁当というのは九九％が米で、副食は梅干しだけである。栄養学的にみれば、こんな低カロリーで野蛮な弁当はないだろう」

名著『梅干しと日本刀』（上・樋口清之著、祥伝社）の一節。この著は「日本人の知恵と独創の歴史」をみごとに活写したことで戦後の優れた比較文化論として名声を博した。文章はかく続く。

「……だが、これは間違いである。大量の白米とひと粒の梅干しだが、これが胃の中に入ると、この梅干しひと粒が、九九％の米の酸性を中和し、米のカロリーは食べたほとんどが吸収される。すなわち、日の丸弁当は食べてすぐエネルギーに変わる。労働のための理想食なのだ」

碩学《せきがく》の頼もしい教えです。樋口氏（当時、国学院大学名誉教授）はさらに言う。

「しかし、日の丸弁当は、カロリーこそとれるがビタミンの種類が足りないし、これだけを毎日食べているわけにはいかない。しかし、ビタミン類というものは毎食事、つねに一定の量を摂取しなければいけないというものではない。たとえば、夕食時にそれを補えばいいのである。いま必要なカロリーを摂るという意味では、日の丸弁当は、近代的な知恵なのである」

樋口教授は、白米弁当を想定している。

これが玄米の日の丸弁当だと、ビタミン類なども各段に優れている。日の丸弁当もより、さらにパワーアップします。

本物の梅干しが消えていく……

その梅干しが、日本人の食卓から急速に消えようとしている。

その理由の一つに、本物の梅干しが、あらかた姿を消してしまったことがある。

駅弁などにあるカリカリの固いやつは論外。東京に住んでいたときデパートの梅干し・漬物専門店で、本物の梅干しを探して往生したことがある。成分表示に「赤色×号」とか「はちみつ」とか「アミノ酸等」（正体はグルタミン酸ソーダ）などが堂々と添加されているものばかり。「無添加のものありませんか？」と聞いたら「ウーン……ないねえ」にはガックリ。「これかなァ？」と出された「田舎漬け」なるものが唯一、無添加だったが、色が黄色っぽい。つまり、紅紫蘇《べにしそ》をケチっているわけで、これでは梅干しとはいえない。ハチミツなど入れるのは邪道だ。

「酸っぱいのは、好まれないからねえ……」

店頭の親父さんも困ったようにつぶやく。

かつて、梅干しの名産地、紀州、和歌山を訪れたことがある。さすが道路沿いに梅干し屋さんの看板が並ぶ。なかに「酸っぱくない梅干し」があったのでビックリした。これは「ツンと来ないワサビ」……とうたうに等しい。

アメリカでは一個一ドル……！

梅干しの酸っぱさとは、そのクエン酸等によるもの。それがなくなれば、大切な梅干しの〝薬効〟もなくなってしまう。

アメリカなどでは、梅干しが一個一ドルで売られている。健康づくりに熱心な彼等は、この〝レッド・プラム（？）〟を東洋の奇跡の栄養食品として厳かに、かつ顔をしかめながらいただいている。

専門家によれば、梅干しのルーツは中国、揚子江の奥地。漢方薬の一種として用いられていた。日本に伝来したのは奈良時代。胃腸やノドの病気に卓効あり、と伝えられた（これは科学的に実証された。後述）。

昔から「梅干しはその日の厄のがれ」と言われてきた。古人は、健康増進、病気治療の梅干しの〝薬効〟を熟知していたのです。

その伝承治療――。

▼**風邪**　黒焼きにお湯か番茶をさして飲む。

▼**のど痛**　梅酢をうすめウガイする。

▼**打ち身**　果肉を和紙にうすくのばして湿布。肩凝りにも。

▼**腐敗防止**　おひつ、弁当に入れる。

▼**疲労回復**　梅酒を飲むと効く。夏バテにもよし。

▼**大腸カタル**　さかずき一杯ほどの梅酢を飲む（私の母は、これで一発で治った）。

▼**食中毒**　クエン酸など有機酸やベンズアルデヒドなどの強い抗菌性で予防。

クエン酸でたちまち疲れも消える

梅干しを食べたときに大量にでる唾液には酵素カタラーゼが含まれます。これは、「活性酸素」のひとつ〝過酸化水素〟を水と分子に分解、毒性を消してしまう作用があります。

唾液には分泌速度が速いほど、含まれる酵素濃度も濃い性質がある。梅干しは、あらゆる食品のなかで、唾液の分泌速度がいちばん早い。「活性酸素」は老化、免疫力低下、ガンなどの元凶。人間の疾患の約九割が「活性酸素」が原因。つまり、梅干しは老化防止に役立ち、さらに万病に効果ある秘薬なのです。

また、「梅干しを食べると疲れがとれる」。これは気分的なものではなく、科学的に立証されている。炭水化物と一緒に食べると梅干しのクエン酸で、すぐエネルギーに変わる。また人間のエネルギー源は、筋肉、肝臓にたくわえられているグリコーゲン。クエン酸は、そのグリコーゲン量も回復させる。運動のあとには、梅干しをほぐして熱湯をさし、ハチミツをいれた栄養ドリンクがおすすめ。エネルギー代謝が促進され、疲労回復していきます。

ピロリ菌退治で胃ガン予防に

梅干しに、胃ガン予防効果もあります。

ピロリ菌は胃の中に好んで生息する微生物。五〇歳以上の日本人の五人に四人は、この菌に感染している。このピロリ菌は毒素を出し胃粘膜の細胞を破壊し、強い炎症や潰瘍をひきおこす。この炎症が続くと慢性萎縮性胃炎という症状を引き起こす。さらに胃ガンの発生原因となることも判明しています。

なにしろ、ピロリ菌が胃粘膜に感染している場合と、そうでない場合を比べると、胃ガン発生率にナント五倍以上の開きがあった（愛知県ガンセンター研究所、稲田健一氏らの動物実験）。

稲田氏らは試験官のピロリ菌に、濃度一％の梅肉エキスを加える実験をおこなった。すると、**二四時間後の増殖数が、加えない場合に比べて、二・四％に激減。**梅肉エキスのみごとなピロリ菌抑制効果が立証されたのです。

抗生物質よりはるかに安全だ

現代医療では、感染した人のピロリ菌除去治療に、抗生物質を一週間服用する方法をとっています。この投薬で約八〇％の人は除去できるという。しかし、抗生物質には食道炎を引き起こすなどの有害性、さらに耐性菌の出現などの〝副作用〟があります。それどころか、抗生物質の刺激で胃ガンが発生することもあるという。胃ガン予防の治療で胃ガンになったら……これは笑えぬジョーク。

つまりピロリ菌は、日本人にとって、ありがたくない〝お客様〟なのだ。

これに対して、身近な梅干しでピロリ菌退治できれば、言うことなし。

「毎日の食事とともに、梅を摂取することによって除去できれば朗報。今後の臨床への応用に期待がかかる」と地元紙『紀伊民報』（二〇〇二年二月一〇日）。

梅干しなら断然安あがりで、断然安全だ。また胃弱の人も、市販胃腸薬を買うくらいなら、梅干しを買うことを強くおすすめしたい。

梅肉エキスは動脈硬化も防ぐ

さらに梅肉エキスに動脈硬化の予防効果も立証されました。

梅肉エキスとは、青梅の果汁を煮詰めてつくったもの。見た目は黒くネットリとしている。爪楊枝の先に付けてなめる。まぎれもない梅の酸っぱさ！　昔から「体にいい」と珍重されてきた。効能解明にとりくんだのは和歌山県立医大、米国ヴァンダービルト大学、中国山東大学さらに南部川村うめ21センター……などの研究チーム。みごとな「産学官研究」です。実験はラットの平滑筋（血管を形成する筋肉）の細胞をシャーレで培養し、血圧を上げるホルモンを注入。そこに梅肉エキスを添加すると血圧上昇が抑制された。この結果、以下のことが判明した。

梅肉エキスには、血管内の細胞の活性化を促進する作用がある。これにより高血圧症を引き起こす動脈硬化が抑制され、血流がよくなる――。研究者は「梅は昔から健康によいといわれてきたが、その科学的根拠が立証された」と胸を張る。

以上の結果は、二〇〇一年二月一一日、地元で開催された「うめぇ～講演会」の席上で発表された。

「ニワトリに梅酢、梅肉エキスを与えたら、産卵率が向上した」という報告もある（和歌山県、中津村養鶏試験場データ）。

卵を産み始めるまでの体重増加を抑え、市場規格の卵を産むようになる。夏場でも産卵率は、与えない群れを超えていた。
人にいいものはニワトリにもいい。養鶏業者には朗報です。

「梅」で和風料理が一変する

梅干しは、さまざまな和風料理でも大活躍します（ナベはほうろう製を使うこと）。

▼梅酢そーめん　これは私の大好物。冷やしたソーメンに梅酢をかけただけ。色もきれいで味も抜群。お試しあれ。

▼煮梅　梅干しを針でつつき穴をあけておく。たっぷりの水で二〜三日、塩ぬき。ほうろう鍋にひたひた水をいれ、弱火で煮る。煮たったら茹でこぼし。二〜三回くりかえし、ザルで半日水分を切る。ナベに酒、砂糖、うす口しょうゆ少々をいれて弱火で煮て、約二日味をしみこませてできあがり。

▼昆布風味煮　塩ぬきした梅干しを一度煮る。それに昆布としょうゆ、水、みりん、砂糖少々で煮詰める。

▼梅がつお　塩ぬきした梅干し（約一〇個）と赤紫蘇《しそ》をみじん切り。砂糖、みりん、酒を同量（大さじ二杯）と煮詰める。削り節をフライパンでから炒りして、加えて混ぜる。これとキュウリやじゃがいも、ナス、レタスなどをあえると美味しい。

▼梅びしお　塩ぬきした梅干しを裏ごし。ほうろう鍋で同量の砂糖と煮て、つやが出てきた

ら、みりんを加え、約二分の一になるまで煮詰めてできあがり。

豆腐、山芋、れんこんのテンプラ、刺身などにあえる。
▼梅味噌 梅びしおに同量の白味噌をくわえ、火にかけてかき混ぜて、よく練って完成。エビ、鳥テンプラなどにかけたり、大根、こんにゃくなどと煮る梅味噌煮など、幅広く使える。
▼梅肉ソース しょうゆ、ドレッシング、トマトソースなどソース類に梅肉を少し混ぜるだけで、風味が各段に増す。私はドレッシングに梅酢を加えたりして楽しんでいる。

――以上、一部紹介したが、梅料理マニュアルとして『体にいい梅干しと梅料理200』(別冊『週刊女性』、主婦の友社刊、一二〇〇円)を、特大筆でおすすめする。カラー写真もきれい。わかりやすい解説もよし。一家に一冊あれば、和風料理の幅は、目を見張るほど広がるだろう。

また、和歌山県の龍神自然食品センター(電話〇七三九―七八―二〇六〇)には、取材で大変お世話になった。経営者の寒川殖夫さん、賀代さんご夫婦は完全無農薬、無添加の梅干し作りで全国的に知られている。

「美味しい梅作りは、土作りから」の哲学が、いま共感の輪を広げている。

5 お味噌

——味噌汁で肝臓ガンが三分の一！

●肝臓ガン三分の一、味噌汁三倍で乳ガン半減
●風味よし、滋養よし、薬効よし
●ガン予防から数々の驚きの効能
●千変万化の超健康食品だった

昔は家々に手造りの〝手前味噌〟

お味噌で肝臓ガン三分の一に減少します。肝臓ガンの発生率が、味噌を食べていると約三分の一に激減することが立証されました。赤味噌、白味噌に含まれる脂肪酸エステルが発ガン物質を無毒化するという（広島大原爆放射能医学研究所、伊藤教授）。

「味噌」という名の由来は、「身素」とも言われます。つまり、「『身』の『祖』あるいは『礎』という意味」なのですね。

味噌は世界に誇る和の調味料の東の横綱です。西の横綱はしょうゆでしょう。しかし、味噌は、その原材料から千変万化の風趣といい、

しょうゆより勝る。つまりは〝ソイソース（しょうゆ）〟をはるかにしのぐ。世界に誇る調味料の王者と言って過言ではない。文字どおり、手前味噌と笑うなかれ……。

昔から味噌には、次のような言い伝えがあります。

▼「味噌汁は医者殺し」▼「味噌汁一杯三里の力」▼「味噌汁は朝の毒消し」

九州での幼少年期、生涯一百姓であった祖母の味噌造りを手伝った記憶があります。

釜で蒸しあげた大豆を臼に祖母が移す。それを、私が足踏み杵《きね》でつくのです。ちょうどシーソーのようになった杵《きね》の柄の一方を踏んで、足を上げるとドスンと杵《きね》が煮た大豆を砕く。湯気を上げる大豆。それを手早く混ぜる祖母の姿。微かな遠い思い出です。いま思えば、杵《きね》でついた大豆に祖母は、麹《こうじ》と食塩をしゃもじで混ぜていた。このように、我が家の味噌はすべて祖母の手作りであった。それは、当時の日本の田舎ではごく当たり前の作業だった。まだ大豆のつぶつぶが小さく残った我が家の味噌は、ご飯にのせて食べても美味しかった。私たちの世代には、それぞれの郷愁と共に蘇る〝手前味噌〟があった。当時は、まったく意識もしなかったが、それは幸せな人生の断片とでもいえるものでした。

全国に花開く万化の味噌文化

このように味噌の原点は、蒸した大豆と麹《こうじ》と食塩です。

その起源は、古代中国にまでさかのぼる。彼の地では「醤《ひしお》」とか「豉《くき》」と呼ばれた発酵食品がルーツとされています。朝鮮半島を経て、奈良時代よりも前に日本に伝来した。それらが改良を重ねられて、日本独自の味噌が誕生した。

一五世紀半ばから戦国の世にかけて、兵糧食として重宝され、それが庶民の暮らしにも浸透していった。全国に伝播する過程で、さまざまな原料が工夫され、個性、地方色ゆたかな味噌文化が全国に開化していった。

たとえば――原料では、①**豆味噌**、②**米味噌**、③**麦味噌**などが生まれた。蒸した米や麦をつぶして、やはり麹《こうじ》、塩を混ぜて発酵、熟成させる。さらに、気候風土によって、**信州味噌**、**讃岐味噌**、**仙台味噌**、**加賀味噌**……など、地方色ゆたかな味噌が生み出されてきた。さらに「甘い」「辛い」で分類したり「赤味噌」「白味噌」と色で分類したり、さらに「合わせ味噌」まで……そのバリエーションにはきりがない。

味噌の味わいは、原料の大豆に対する麹《こうじ》の原料割合で決まる。これを麹《こうじ》歩合という。白味噌がもっとも高く一五～三〇％。また塩分濃度が高いほど辛口味噌となる。だいたい塩分濃度は五～一三％の範囲。栄養学的にも、ほぼ完全栄養です。

発酵食品から「酵素」を摂る

「生命の手品師」――有名な森下敬一博士（お茶の水クリニック院長）は、発酵食品に含まれる酵素を、こう称えます。博士は、クスリを一切用いずに食事の改善によりさまざまな病気を治癒させることで知られます。

「体の構成物質の合成・分解」の「化学反応を支配している」ものが「酵素」なのです。さらに食物をエネルギー源とするのも、食物から体をつくるのも「酵素」のおかげです。

「酵素は、体内にあって細胞の形成とともに生み出されたものである。新陳代謝のくり返しによって、消耗したり破壊されたりする。したがって、常時、食物として補給しないと生理機能が弱められ、いろいろな障害をおこす」（森下博士『クスリをいっさい使わないで病気を治す本』三笠書房）

味噌は、酵素を豊《ゆた》かに含み、その筆頭ともいえる発酵食品です。その他、しょうゆ、納豆、漬物、甘酒などなど。これらには、良質な酵母菌が繁殖しており、酵素も豊富にふくまれています。

私たちの祖先は「現代日本人と違って、動物たんぱく食品を摂取せずとも、立派な体格と健全な精神」を持っていた、と博士は強調する。

「現代日本人の健康は、この酵素不足を解消しなければ回復不可能である。健康食品の『酵素』を摂り入れ、体内の酵素の消耗を補って活性を高めることが、今日望まれるもっとも確実で有効な方法なのだ」（同）

肉、牛乳……動物食をまず止めよう

味噌をはじめとする発酵食品は、まさに「生命の手品師」の酵素により、目をみはる病気予防と治療効果を上げる。しかし、その前提として森下博士は、肉食や牛乳などの動物食をやめることを強く勧めています。私は『まだ、肉を食べているのですか』（三交社）という本を翻訳した。著者ハワード・ライマンは、米モンタナ州第二位を誇った大牧場主だった。それが、すべてを投げ打ってベジタリアン（菜食主義者）となった。

原題は『マッド・カウボーイ』。しかし、これは彼一流のユーモア。彼は「あなたの健康と地球の未来を救うのは、動物食（アニマルフード）をやめること」と強調する。なぜなら、人間は、草食動物だから。これは、森下博士の説とピタリ一致します。

彼は言う。肉食動物の腸は体長の三倍の長さしかない。これは「腸内で肉が腐敗する前に排泄するため」なのです。人間の腸は体長の一二倍。この一事を見ても、人間が肉を食べることは〝危険〟なのです。

放射性物質など毒物の排出作用

ちなみに「味噌の七徳」とは――

①抗ガン作用。②動脈硬化（脳卒中、心筋梗塞など）予防。③放射性物質を排毒。④老化・認知症の防止。⑤糖尿病、肥満、便秘を改善。⑥美白効果（シミ・ソバカス防止）。⑦自律神

経を正常に。

味噌のもつ医学的効能をリストアップしてみよう。

▼**胃ガン**　味噌にはガンを抑制する作用がある。さらに、味噌汁に具の野菜が多いほど胃ガン死亡率は低くなる。具だくさんの味噌汁がおすすめ。

▼**肝臓障害**　味噌には、タバコの有毒ニコチンや放射性物質を排出する作用がある。チェルノブイリ原発事故のとき、旧ソ連側が、日本に大量の味噌を求めた。味噌に放射性物質の排出作用があることを彼の地の医学者たちも知っていたのです。

▼**心臓病**　一九六一年、すでにアメリカの権威ある医学雑誌が「菜食主義の食事は、心筋梗塞の九七％を防ぐ」と明記。五二〇九人もの追跡調査でも、血中コレステロール値一五〇以下で、心臓発作を起こした人は皆無でした。つまり、肉食をやめることが大前提なのです。さらに森下博士は「味噌、しょうゆ、納豆などの酵母で心臓機能を高める」ことをすすめる。これは「病変細胞と健全細胞を入れ替える」ため。つまり、発酵食品の酵素が、新陳代謝＝病変治癒を促進するのです。

▼**下痢症**　腸内で異常発酵をおこす肉、牛乳、白米、白砂糖などをやめる。つぎに腸内細菌の繁殖をうながす味噌等を積極的にとる。

▼**ぜんそく**　里芋を味噌汁の実にして毎日食べるとタン切りの効果がある、という。また味噌を玄米食の副食として積極的にとる。

▼**貧血**　アサリ、しじみなどの具を入れた味噌汁がおすすめ。
▼**膀胱炎**　自然塩などで塩分をしっかりとる。玄米食の副食として、味噌、ゴマ、大根おろしなどを積極的に食べる。

味噌汁は世界に誇る〝スーパースープ〟

クスリを使わない医者としては、母乳による「自然育児」を提唱する真弓定夫医師も名高い。彼は牛乳、ヨーグルト、ヤクルトなどからカルシウムや乳酸菌をとることの無意味さを説く。「野菜や漬物、昆布でだしをとった味噌汁を毎日飲めば十分」と断言。これには誤った〝近代栄養学〟からの反論は皆無である。

一日一杯の味噌汁こそ、日本人の健康と生命の原動力なのです。世界に誇る〝スーパースープ〟。まず、毎朝、味噌汁を味わう暮らしをとりもどしたい。専門家も味噌汁の価値を絶賛する。

▼「季節の野菜をとり合わせた素朴な味わいを楽しみましょう」「よく熟成された味噌は風味と味のハーモニーが抜群。品質にこだわって、天然醸造の良質のものを使いたいものです」（幕内秀夫氏『粗食のすすめレシピ集』東洋経済新報社）

▼「ご飯と味噌汁をげんざいの二、三倍に。おかずを三分の一に、よく噛んで――とりあえず二週間続けてください。きっと、体の変化とおいしさを、実感できるでしょう」（島田彰夫

氏（宮崎大学教授）『伝統食の復権』東洋経済新報社）

▼「ご飯と味噌汁は、栄養学的に、非常に理想のコンビ」「この二つだけで、われわれが必要とする八つの必須アミノ酸をすべて摂取できる」（川島四郎氏『日本食長寿健康法』読売新聞社）

つまり米はリジンが不足気味だが、大豆は豊か。味噌にはメチオニンが少ないが米には多い……と不足を絶妙に補いあうのです。

千変万化……和食文化の奥義の深さ

私はネギ味噌が大好物。すり鉢で長ネギと味噌をすり合わせるだけ。それだけで、ご飯のオカズ、酒の肴に絶妙のネギ味噌ができあがり！　ちなみに平安時代に考案された〝すり鉢〟こそが、味噌汁を人々のあいだに広めたという。味噌すりは、さらに、さまざまな加工味噌を生み出した。

味噌のスゴイところは、さまざまな調合割合や副原料で、風味、用途が千変し万化することです。それは、そのまま和の食文化の奥義の深さでもあります。作り方を参照して家庭でもチャレンジしてほしい。

▼**八丁味噌**　大豆と塩だけでつくられる。麹《こうじ》がなくて味噌ができるのか……と首をひねるなかれ。まず蒸した大豆と塩をこねて〝味噌玉〟をつくる。それを、藁紐でつないで軒先にぶら

さげておく。すると空気中の麹菌《こうじ》がついて自生して、ゆっくりと発酵、熟成していくのだ。大きな味噌玉だと、熟成に三～五年はかかるという。なんと気の長い悠然とした話だろう。熟成した味噌玉は、赤褐色で、濃厚な旨味がある。

▼さくら味噌　昔は麦味噌に、飴や砂糖を加えて菓子替わりとした〝なめ味噌〟を指した。しかし、現在は「赤味噌」と「白味噌」を合わせた味噌をいうようになっている。「赤」と「白」で「さくら」色というわけです。

▼赤だし味噌　文字通り赤っぽい味噌汁。現在は、豆味噌に米味噌を加えたものを言う。

▼鉄火味噌　江戸の味噌に、大豆やゴボウなどを加えて加工したもの。一種の〝なめ味噌〟。製法は、ゴボウを細かく刻んで、胡麻油で炒める。それに、味噌、みりん、砂糖、トウガラシを加え、炒り大豆を加えてトロ火で練り上げて完成。とにかく、つくり方からも栄養、風味満点であることがわかる。名前からして丁半博打の鉄火場で、くりからモンモンのお兄さんたちが、この〝なめ味噌〟をなめながら、徹夜越しの切った張ったを繰り返していたのでしょう。

▼胡麻味噌　これも栄養価バツグン。ゴマに、味噌の栄養価をかけるのです。製法は黒胡麻を炒って、すりつぶし、淡色・辛口味噌に、砂糖、みりん、だしなどを加えて、ていねいに練り上げる。ご飯にのせても、和え物にしても、絶妙の風味、滋味となる。

▼鯛味噌　これも贅沢な一品。鯛の身をゆでて皮と骨をとりのぞく。それに、白味噌を加えて練り上げたもの。砂糖、みりんを加えて甘くしあげてもよし。そのまま、おかずにしても美

味至極。

▼金山寺味噌　これは和歌山県御坊の産が有名。中国、浙江省の径山寺《きんざんじ》から伝来したことに由来する。だから「径山寺味噌」と明記されたものが元祖といえよう。製法は大豆を炒って荒くひき割る。皮を除いて、水に浸し水分を吸収させる。さらに同量の精白オオムギ（あるいはハダカムギ）を混ぜ、蒸して麹《こうじ》をつくる。それに、塩、水を混ぜ手仕込み、塩漬けして細かく刻んだウリ、ナス、シソ、しょうが、レンコン、キクラゲなどを混ぜて、数か月から一年、発酵熟成させたもの。栄養満点のオカズとなる。酒の肴にも絶妙。

▼ユズ味噌　白味噌に砂糖、煮だし汁を混ぜ、さらにユズのしぼり汁や皮をすりおろし、練り込んだもの。ユズは青ユズでも黄色ユズでもよし。ユズが多く手に入ったときなど、すり鉢で自家製ユズ味噌を楽しもう。

▼だし入り味噌　そのままお湯に入れれば味噌汁ができるように、あらかじめ昆布やエキス、粉末かつおぶし、煮干しなどを加えた加工味噌。市販の物は化学調味料（グルタミン酸ソーダ等）を配合している。これは願い下げにしてほしい。

▼朴葉《ほうば》味噌　これは地方色豊な味噌料理の典型。味噌に刻んだネギ、シイタケ、ショウガ、胡麻を混ぜて朴《ホオ》の葉で焼く岐阜県の郷土料理。朴の葉の香りに味噌の焼ける匂いがなんともいえない（『食材図典Ⅱ』小学館参照）。

★なるほど！耳よりヒント

味噌汁三杯、乳ガン半減　味噌汁はガン発生を抑える。乳ガンは、一日一杯以下の人にくらべて、二杯の人は発生率が二六％、三倍以上の人は四〇％も激減した。大豆成分のイソフラボンの効能と見られる（厚労省研究班、報告）。

6 干しいたけ
——立ちのぼる〝山の香〟の愉悦

●抗ガン作用、エイズ治療効果あり
●脳梗塞、脳卒中、心臓マヒを防ぐ
●高血圧を防ぐ！　降圧剤より、しいたけだし
●ビタミンDで骨もじょうぶに
●コンブと〝だし算〟で深い滋味を醸す

ビタミンD、栄養、風味がアップ

昆布と並んで、台所に常備したいもの。それが干しいたけです。

しいたけは生より、干したもののほうが高価です。日光で干すことで、風味、香り、栄養ともにアップするからです。

まず、日光によって、ビタミンDの母体であるエルゴステリンという物質が活性化する。すると、しいたけに含まれるビタミンDが急増する。日光乾燥という処理が、保存性を高めるだけでなく、栄養価までアップさせる。

だいたい生しいたけは、食べてもうまいものではない。しかし、干すことで香り、風味がグンと濃くなる。さらに保存性も極めてよくなる。冷蔵庫などがなかった古代からの素晴らしい加工の技です。

これは、かつおぶしなどにも起こる現象です。まさに乾物の威力。いま、忘れ去られようとしている乾物パワーを見直すときです。

かくして、干しいたけに含まれるビタミンDは、血液のなかのリンとカルシウムの代謝を正常に保つはたらきをする。さらにカルシウムの骨への沈着を促進することは、よく知られている。カルシウムを摂るだけでは、骨はじょうぶにならない。ビタミンDの助けが必要なのです。つまり、骨太のじょうぶな子どもに育てようと思ったら、干しいたけは欠かせない。

形の整っているものほど高い

かつて、東京下町の乾物屋をのぞいて、干しいたけを求めたことがあります。築地やアメ横などのかつぶし専門店の店先には、所狭しと干しいたけの大袋が並べられている。

タオルではちまきした親父さんが教えてくれた。

「干しいたけには『ドンコ』と『コウシン』の二種類があるんだナ」

表示を読む。「冬茹」と書いて「どんこ」と読ませる。ルビがなければ、まず読める人は皆無だろう。もう一つは「香信《こうしん》」。

品種が異なるのかと思ったら、そうではない。

「傘の開き具合で、名前がちがうんだナ」

と手にとって説明してくれた。

まだ、丸っこくて傘が開き切っていない。それが「冬茹《どんこ》」。冬から春にかけて、頭をだして成長したもの。最上品は①傘の肉が分厚い。②傘の形が丸い。③表面に亀裂が入っている。④大型ほどよい。料理では煮物に最適。

「極上ものは五〇〇gで、五〇〇〇円はする」に驚いた。傘が開いて薄めの「香信《こうしん》」は、それより廉価。春遅く、あるいは秋に顔を出したもの。三〇〇gで一六〇〇円の値。

「香信《こうしん》系は、和食に向いています。冬茹《どんこ》は中華料理向きですナ」

この二種類の価格差は、味というより形で決まる。高級料亭などで出すには、形が整っていることが命。しかし、家庭料理ならカタチより価格にこだわるのがカシコイ。

「ご家庭で使うのなら……」と店主が出してくれたのが「荒葉《あらは》」という銘柄。文字どおり形は不揃いで、割れたりしている。しかし価格は「冬茹《どんこ》」の半値以下だった。「味は、そんなに変わらない」というから、見かけより味と割り切るのも一法です。

「水にもどすだけ」と超カンタン

さて、干しいたけを買ってきたものの「だしって、どうして取るの？」と、戸惑う若い人がほとんどでしょう。

まず、シンプルな方法――。ザッと水で洗う。屑や粉を落としたほうが、だしが澄みきる。つぎに水の中に漬け置く。コップの水でOK。三〇~四〇分もすれば、しいたけだしは十分に出ている。

さらにコクのあるだしを取りたかったら、前の晩から漬けておけばいい。

しいたけを取りだし、包丁で食べやすいように短冊切りにして、つゆに戻す。他の具と煮込めば、しいたけだしの風味立つ吸い物となる。なんともカンタン。あっけないほど。しかし、これだけだと、だしのコクがものたりない、と感じる人もいるでしょう。

「その時は、昆布、かつぶし、煮干しなどを加えると、風味に奥行きが出ます。しいたけだしは、ほかのどんなだしにも合うんですよ」とご主人が教えてくれた。

「しいたけだしは味より、どちらかといえば香りを楽しむものですから……」

ナルホド……「香り松茸、味しめじ」という諺《ことわざ》を思い出した。

だしを取った後のしいたけは、油炒めの具にしたり、衣をつけてフライにしても美味しい。くれぐれも〝だしガラ〟と勘違いして捨てないように。

もどし方の〝ウラ技〟三択

干しいたけのもどし方にも〝ウラ技〟がある。

①濃いめのだし：四五℃くらいのお湯に約一時間つければ、コクのある風味のだしのできあがり。

②味・香りを強く：一三〜一五℃の水につけて、冷蔵庫の中に三〜五時間置く。

——これらは、こだわり、すなわち〝ほんまもん〟のしいたけだしを究める板前さんたちが工夫しているだしの取り方。二つのだしの風味の違いを試し、味わい分けてみるのも面白いでしょう。

なお、干しいたけは乾燥しているので、その辺に放っておきがち。しかし、温かい頃うっちゃらかしておくと色や味、香りが悪くなる「褐変現象」と呼ばれる変化が起こる。この変質は低温状態なら防げる。よって、干しいたけは冷蔵庫に保存するのが正解。

干しいたけに昆布の〝だし算〟

干しいたけのすまし汁の風味を味わいながら「この味と香りは、なんだろう?」と疑問に思うはず。この干しいたけのだし汁のうまみ主成分は、5-グアニル酸です。それだけではない。その他、リンゴ酸など各種糖類や微量成分が含まれて、独特の風味、味わいを醸し出す。グアニル酸は、昆布のグルタミン酸、かつおぶしのイノシン酸と並んで「三大うま味成分」と呼ばれる。これら〝だしトリオ〟は、単独で使うより、かけ合わせて使うことで、うま味、風味が数倍から数十倍に驚くほど跳ね上がる。だから、干しいたけだしに昆布だしの〝だし算〟を、おすすめします。

当然、干しいたけだし汁にもビタミンDは含まれる。またビタミンDは油に溶けやすい性質があるので、だしを取った後のしいたけは、油炒めの具にすると、ビタミンDの吸収がいちばんよい。

「国産」「天日乾燥」を選ぶ

ただ、最近「干しいたけ」として売られているものの、ほとんどは機械乾燥。ビタミンDは日光乾燥で、急激に増量するもの。機械では、ビタミンD効果をあまり望めない。「干しいたけ」は、天日乾燥で信頼がおけるものを選ぶ。はっきり「天日干し」と明記を確認しよう。さらに「冬茹《どんこ》――大分産、天日干しのため、ビタミンD2が約二〜三倍増量されています」など説明があれば信頼できます。当然「日本産・原木乾しいたけ」。

最近、中国産のしいたけやネギなどの野菜類が、ダンピング輸出で、貿易摩擦を起こしています。驚くほど安価で日本の消費者は殺到してしまうのだが、安値に飛び付くのは、少し心配です。かつてEU（ヨーロッパ連合）が中国産の野菜を輸入禁止にする措置を講じた。禁止農薬が残留していたということが理由。中国産野菜には猛毒の有機リン農薬が野放しで使われていた。中国政府の調査でも野菜の四七・五％から基準値を超える残留農薬を検出。アメリカ食品医薬品局（FDA）ですら、わずか五か月で中国産の食材を六三四回も輸入禁止しています。

中国産の農産物がいかにアブナイかが分かる。安いからと中国産に手を出すのは危険です。中国の野菜類が危険な農薬まみれとしたら、しいたけも心配。やはり「国産」「天日乾燥」を選ぶ基準にしたい。

買ってしまった干しいたけの袋のどこにも「天日乾燥」と表示がなければ、まちがいなく「機械乾燥」です。しかし、ガックリこないように。天気の良い日にザルにでも並べて日光浴させてやりましょう。それで、ビタミンDも風味もグンと増します。

——さて、干しいたけの常備をすすめる理由は他にもある。

それは、干しいたけが驚異的な健康食品だからです。

①**抗ガン作用**　しいたけはガンを予防する。しいたけの抽出成分レンチナンは医学的な実験で「抗腫瘍効果」が立証されています。その作用は、⑴**ガンを萎縮させる**、⑵**延命効果**、⑶**ガン細胞を攻撃するリンパ球活性化**、⑷**その他ウィルス性疾患に抵抗力をつける**。

一九八六年、中央薬事審議会で「抗悪性腫瘍剤」と医薬品認可を受けています。

エイズへの免疫強化、ガン患者の免疫力を高めるしいたけ成分は、エイズウィルス保菌者にも有効です。エイズウィルスが免疫細胞を破壊したあとに、レンチナン投与すると、その細胞が通常人なみに回復するのです（帝京大医学部、松田重三助教授ら。一九八六年九月　第五回、国際血友病治療学シンポジウム）。

②**食物繊維効果**　「食物繊維が足りないよ……！」これが現代人の合い言葉。それだけ、繊

維不足は深刻です。食物繊維とは、海藻やキノコ、穀物などに含まれる〝難消化性〟の成分。昔の栄養学は「消化されないから栄養がない」と唾棄。「精白」「精製」と称して、食品業界は、取り除くのに躍起になっていた。そして、いまは「繊維が足りない」の大合唱。なんと人間とは、オロカな生き物でしょう。

驚くなかれ、干しいたけは、食物繊維の含有率が四三％と驚異的な繊維食品なのです（**図A**）。これを、しのぐのは全食品中では寒天、きくらげ、ヒジキくらい。

昔は黙殺されていた食物繊維には、次の素晴らしい効能が確認されています。

⑴便秘を直す、⑵肥満を防ぐ、⑶腸内有用菌を増やす、⑷高血圧症を治す、⑸コレステロール値を正常に、⑹大腸ガンを防止する……などなど。

③亜鉛が生殖能力を高める　亜鉛は生殖能力を高めるので別名〝セックス・ミネラル〟と呼ばれる。精子の生成を促進するのだ。また、舌の味蕾細胞の感度を改善するので、「味覚異常」が治る。

④コレステロール値を下げる　しいたけに含まれるエルタデニンという物質は、コレステロールを下げることが動物実験で証明されています。コレステロールの体内代謝や体外排泄を促進するのです。ヒトの実験で、しいたけと動物性脂肪を一緒に食べさせても、コレステロールは下がることを確認。油っこい中華料理にしいたけが不可欠なのも理由があったのです。コレステロール値が下がると動脈硬化が改善する。脳梗塞や脳卒中、心臓マヒなどは、動脈硬化

図A　食物繊維含有率の高い食品ベスト10
■干しいたけは有用食物繊維の宝庫だ

順位	食品	含有率
1	寒天	81
2	きくらげ	74
3	ひじき	55
4	乾しいたけ	43
5	あおのり	39
6	わかめ	38
7	あまのり	30
8	マコンブ	29
9	かんぴょう	26
10	インゲンマメ	20

単位＝％　厚生省発表

が引き金。これら予防にも、毎日の干しいたけは欠かせない。

⑤高血圧の抑制効果　干しいたけのもどし汁（つまり、しいたけだし）に、血圧降下作用が確認されています。成長するにつれ血圧が高くなるネズミをAB二群に分け、A群には、しいたけエキスを、B群には水だけを飲ませた。するとA群のみ「血圧上昇が抑えられた」のです。つぎにしいたけエキスをやめるとA群ネズミも血圧が上がり始め、三週間後にはB群と同じになった。

驚くほど多彩、しいたけ料理

このように、干しいたけは、おどろくほどの薬効があります。

以外なたのしみ方もあるので、その

風味とともに、楽しんでほしい。

▼**しいたけご飯**：米三カップ、酒大さじ二杯、塩少々、干しいたけ五枚ほど。その他、人参、コンニャク、あぶらあげ、三つ葉少し。米は炊く二時間まえに洗ってザルに切っておく。酒、しょうゆ、塩に干しいたけのもどし汁と水を計三カップ。細切りにした材料を混ぜて炊く。炊き上がったら一〇分ほど蒸らし、三つ葉を散らし、ひと混ぜしてできあがり。

▼**炒めもの**：もどした干しいたけを千切り。キュウリを塩少々で板ずりして洗う。叩いて潰し、乱切り。しょうがの千切りとしいたけを油で炒めキュウリとうす切りザーサイを加える。手早く混ぜ炒め。合わせ酢を加えて一分ほど煮て出来上がり（合わせ酢：干しいたけもどし汁、酢、各々大さじ二、砂糖大さじ二・五、塩小さじ四分の一、しょう油小さじ一がめやす）。

▼**酢のもの**：もどし干しいたけを千切り。ゴマ油で炒め、しょうゆ、酒で味付け。キャベツをサッとゆでたあとに千切り。水気を絞って、モヤシを酒、塩少々で空炒り。水分をとって、これらを酢しょうゆで和え、針千本のしょうがを散らしてできあかり。酢じょうゆ（ドレッシング）には、好みで砂糖、ゴマ油を少々。

▼**しいたけ茶**：これは、ユニークなしいたけの味わい方。読んで字のごとくお茶としていただく。干しいたけのもどし汁にエリタデリンという成分が発見されています。これは〝天然の降圧剤〟と呼ばれるほどコレステロールを減らし高血圧を下げる作用があります。

血中コレステロールが増えると、糖尿病、狭心症、心筋梗塞や高血圧症などを引き起こす。

しいたけを日常欠かさぬ食生活こそ、これら病からも救われる道です。しいたけ茶なら、お茶がわりに毎日、栄養補給し予防生活ができます。

作り方は、冬茹の生しいたけを細切り、ザルなどに広げて天日でカラカラに乾かす。密閉容器に入れて冷暗所に保管する。お茶の〝入れ方〟は、この干しいたけを、前日の夜にポットに入れ、ぬるま湯を注ぐ。翌日、出たエキスを飲む。「もどし汁」をお茶としていただくわけです。しいたけの香りが苦手なら、梅干しの梅肉を入れれば美味しくなる。市販のスライス干しいたけを、天日に干してお茶にしてもよい（町で売っている「しいたけ茶」は化学調味料入りなのでおすすめできない）。

▼**しいたけ酒**　これは飲んべえにおすすめ。

①肉厚の冬茹を天日で半干しにする。②ガラス瓶にしいたけ（六〜七個）を入れる。③焼酎（ホワイトリカー等）を一・八L加え、冷暗所に保管。④約一か月後に、しいたけを取り出す。⑤三か月ほど寝かせる。⑥毎日大さじ二杯くらいが適量。寝酒で楽しんではいかがだろう。

干しいたけを見ると、カラカラに乾いて、どこか頼りなげだ。しかし、その秘めたる栄養、薬効、用途には驚くほかない。保存はきくので、多めに購入、ストックをして、毎日いろんな料理法で食したい。

7 ヒジキ・ワカメ
――三〜七割ガン抑制！　海の恵み

●海草類はガンを三五％も防いでくれる
●アルカリ食品で活性酸素を減らし老化防止
●ワカメは高血圧、肺ガン、動脈硬化を予防
●さらに肝臓を強化し、便秘も著効あり

〝アメリカひじき〟か〝ブラックペーパー〟？

『アメリカひじき』という名の小説があります。焼け跡作家、野坂昭如氏のデビュー作。これは、戦後、アメリカが「日本を飢えから救え！」と配給物資を放出したときの笑い話がもとになっている。

つまり余り物の軍需物資を配給したため、あちこちで生じた悲喜劇の一つ。軍需物資の「紅茶」が缶入りで配給された。もらった日本人は、開けてみて「これはヒジキだ」と勘違い。さっそく煮付けにして食べようとしたら、ふやけて膨らんで大騒ぎ……。

かくも食文化の違い、衝突は、おもわぬ事態と笑いを引き起こす。

そういえば、もう三〇年ほど前、オーストラリアから来た市民運動家の弁護士を案内して日本を旅したことがある。海岸でのハイキングで玄米ごはんのおむすびで昼食。かれは「アイ・ライク・ブラウンライス！」とご機嫌だったが、弁当のフタを開けるや怪訝な顔でおむすびを手にとり首をひねる。玄米むすびは黒く海苔《のり》で巻いてあった。かれは神妙な顔で爪先で海苔《のり》を剥がしはじめた。

「何をしているの？」ときくと「ブラック・ペーパー」と顔をしかめる。「これは海苔《のり》という海藻で、食べられるんだよ」と説明すると「本当かい？」と目を丸くしたのを、いまでも思い出す。

〝海の野菜〟は海洋民族、日本人への賜物《たまもの》

つまり欧米人は、海藻を食べる習慣があまりない。というより体質的に受け付けないようなのだ。白人は海藻類を消化吸収する酵素が、もともと乏しいという。

これは、牛乳と逆の現象でおもしろい。

そもそも他の動物である牛の乳を、ヒトがそれも乳離れしてから飲むこと自体、異常である。このことは〝牛乳神話の崩壊〟として、広く知られるようになってきた。

しかし、ほんらいヒトが住めない高緯度に定住した白人たちは、長い年月をかけて、乳糖分解酵素（ラクターゼ）を遺伝的に獲得した。だから牛乳を消化分解できず、おなかがゴロゴロ

する「乳糖不耐症」発症率は、日本人は八五％なのにデンマーク人はわずか五％……。

おそらく海藻類の分解能力は、これがほぼ逆転するのでしょう。北欧人はサラダ等にほんのわずか海藻を使う程度。それに対して日本人は、朝はワカメの味噌汁、昼はヒジキの煮付け、夜は昆布巻き……などなど。世界一の海藻食民族なのです。

つまり大陸民族の白人は家畜の乳に完全栄養を求め、海洋民族の日本人は、それを海藻に求めたのです。まさに遺伝的体質は、遺伝的食質によって決定される。

身土不二《しんどふじ》――という言葉の重みを痛感します。

つまり、ヒジキ、ワカメなどの海藻類は、まさに海洋民族、日本人への大自然の恵み、賜物なのです。

海藻のガン阻止率は三五％以上もある

ま・ご・は・や・さ・し・い……。これは、私のおすすめの理想的食事パターン。

豆、ごま、ワカメ（など海藻類）、野菜、魚、しいたけ（など菌類）、いも。

毎日、一口でも食べることで頑健長寿は間違いない。

海藻類には、さまざまな卓効が報告されているが、そのなかでも特筆したいのが、ガンの予防効果です。

北里大学、山本一郎教授らの実験は画期的です。腸に特異的にガンを起こす発ガン物質を投与したラットに、普通のエサと海藻の粉末・抽出物を混ぜたエサを与え、発ガン率を比較した。すると**海藻を混ぜたエサのほうが三〇～七〇％もガン発生率が少なかった！**

また三重大学、野田宏行教授らが、同様に実験を行った。その結果、三五％以上のガン増殖阻止率を示した海藻が二三種類もあったのです。

このメカニズムは、海藻の豊富な成分が発ガン物質の排泄を促進するなど……さまざまな働きによると推測されています。

とにかく、ガンが怖けりゃ海藻を食え――は、正しい教えといえる。

昆布、ヒジキ、ワカメなど、海藻類を、毎日の食卓に取り入れて来た先祖の食文化は、なんと理にかなっていたことでしょう。

その伝統、知恵をケイベツし始めて、日本人の健康はおかしくなってきたのです。

主食ヒジキで飢饉から救われた

「『おふくろの味』の筆頭にあげたいのはヒジキの煮付けである」

これは、戦後の栄養学者として高名な川島四郎博士のアドバイス（『日本食長寿健康法』読売新聞社より）。

自らも、この本で勧める「こめ・まめ・さかな・海藻・青野菜……」を中心とした食事で一〇〇歳近い長寿を達成された川島博士の言は深い。

ヒジキは、古代より重要な食用海藻であった。というより、明治、大正あたりまで「主食は、米、麦、ヒジキ」といった暮らしも当たり前であった。なんとまあ……粗末な、と現代人なら息をのむでしょう。しかし、栄養学的には、ほぼ完璧にちかい食事なのです。

ヒジキは、葉緑素、ビタミン、ミネラル、繊維と見事な超高栄養食品です。それを、穀物食として完璧な玄米、麦飯といっしょに食えば、まさにスーパー健康食となる（しかし、いまどきのグルメはたまるまいが……）。

川島博士によれば「主食として、ご飯のかわりにヒジキを食べていたところも多かった」というから、ただスゴイ……と絶句する。

日本は、昔から天明、天保の飢饉などのように、たびたび凶作不作による飢饉に見舞われた。しかし海岸地帯は餓死などの被害が比較的に少なかったと言う。

それは農作物のかわりにヒジキを食べることで、飢餓から免がれたのです。

ヒジキ七gで牛乳一本分カルシウム

ヒジキが、ずばぬけた超栄養食品であることは次のことからも歴然です。

他より突出したカルシウム、ヨード、ミネラル分、鉄、カリウムなどの豊富さ。

たとえば「日本人はカルシウム不足」と叫ばれ続けているが、一〇〇g当たりのカルシウム量は、牛乳一〇〇とすると、ヒジキは一四〇〇。ちなみにワカメ九六〇、昆布七一〇。わずか約七gのヒジキで牛乳一本分のカルシウムをとることができる。わたしは子どもの小学校に行って「牛乳はカルシウムの宝庫」などと書いたポスターに埋め尽くされているのにア然とした。牛乳を飲み過ぎると骨からカルシウムが脱落する〝ミルクパラドックス〟にみまわれ、牛乳をたくさん飲む人ほど、骨粗しょう症になるという悲喜劇が発生する。

牛乳は高たんぱく、高脂肪でバランスが悪いため、このような思わぬ悲劇に襲われる。ヒジキは、きわめて栄養バランスに優れているため、すべて身につき、健康を増進する。

「食べれば、歯がじょうぶになり、髪の光沢がよくなるとともに、血管硬化も防いでくれる」と川島博士。九二歳にしてなお、アフリカに旅行し現地調査を行ってこられた博士の頑健さこそ、ヒジキパワーによって培われたのです。

海藻に含まれる栄養素で、特筆すべきはヨードでしょう。新陳代謝を促進し、発育を促す甲状腺ホルモンの源となる。欠乏すると甲状腺腫にかかる。大陸、内陸に住む人々には非常に多い病気です。しかし日本人には、ほとんど発病例がない。これも、海藻食のおかげです。

ヒジキは日本や朝鮮半島の南部、さらに中国沿岸に広く分布する。九州沿岸から岩手県まで日本列島の太平洋岸の岩場に付着、自生する。まさに、母なる海の恵み、賜物……。生のときは黄褐色をしている。採れたてのヒジキは、生のままでも美味しい。これはワカメと同じ。ただ、古来より乾物にして保存、流通させてきた。これも民族の知恵です。

製品として長ヒジキと粉ヒジキの二種類がある。ふだん市販されているのは、ツブツブの粉ヒジキ。調理はこちらが便利です。

畳に海藻を忍ばせた加藤清正の知略

さて、海藻といっても世界中で数千を超える種類がある。日本近海だけでも千種類が確認されている。うち食べられるのは約一〇〇種類ほど。なかでも一般的なのは約三〇種類。それでも全部、名前を上げられる人はまれでしょう。

代表格は昆布、ヒジキ、ワカメそしてテングサ……。これらは、古代から食卓にのぼっていた記録がある。

生命は、海から生まれた――これは、もはや定説です。

血潮という言葉も、血液の成分と海水の成分が、きわめて似ていることに由来する。

つまり、海には生命に必要な成分がすべて存在する。それを凝縮したものが海藻なのです。その成分をみるとたんぱく質、糖質、繊維、灰分、ミネラル、ビタミン類と、ほぼパーフェクト栄養食であることが、よくわかります。

エッと驚くエピソードもある。熊本城主だった加藤清正公は、熊本城を造築するとき、畳の上側はイグサの畳表だが、畳床は乾燥させた海藻で作った、という。

つまり、敵側に包囲され兵糧攻めにあったときに備えたのです。天晴《あっぱれ》みごとな危機管理といわねばならない。いまの日本政府に、爪の垢でも煎じてやりたい。

海藻は、海の〝青野菜〟だ

昆布やヒジキも、黒っぽいので葉緑素が含まれていないように見える。しかし、これらも海のなかでは鮮やかな緑色です。乾燥しても葉緑素は残っており、さらにミネラル豊富。つまり、海藻類は、海の〝青野菜〟なのです。

「海藻は、海の深いところに生えているものよりは、比較的浅いところのもののほうがいい。浅い部分にあるほうが太陽光線がよく届くから、それだけ多く葉緑素を含んでいる」（川島博士）

なるほど、このリクツでいえば、浅いところに生えるヒジキやワカメのほうが、葉緑素摂取の面ではすぐれています。

「青い野菜が少ない時期や手に入らない時期、また、青菜を二把も食べることに抵抗のある人には、ワカメやコンブ、ヒジキ、アオノリといった海藻と野菜を混ぜて食べる方法をお勧めしたい」（同博士）

ワカメは若返り食なので「若女」

ヒジキと名コンビといってよいのがワカメです。

「若芽」「若女」「若目」などの当て字でわかるように、「若さ」に通じる食物として重用されてきた。ワカメは、もともとコンブ科に属する。

製法は、①塩干し、②湯抜き、③素干しなどがある。徳島の④灰干しなどは、灰をまぶした独特の製法。見かけは灰まみれだが、洗って煮ると実に鮮やかな緑色となる。味わいも鮮烈なほど美味です。

食べ方も、乾燥品は水に戻して、刺身のツマ、和え物、汁の実、酢の物など、文字通り海の〝野菜〟として、楽しめばいい。

幅の広い島根ワカメなどは、直火で炙《あぶ》って、もんで御飯のふりかけとしても美味しい。三重県で産する糸ワカメは、葉脈部分を酢漬け、味噌漬けなどで食べる郷土料理がある。

なるべく生でビタミンA、Cをとろう

ワカメは、ヒジキと同様に、栄養価に富む。とくに強調したいのは、そのカリウム分。近年、〝減塩〟ということが喧《やかま》しい。つまり「高血圧を防ぐために、塩を減らしましょう」という。しかし、これはあまりに一面的です。

なるほど味噌には塩分が多い。しかし、ワカメの味噌汁にすると、ワカメに豊富なカリウム分が、塩分のナトリウムと結合して排出してくれる。だから、ただ摂取する分量だけをうんぬんしても、ナンセンスなのです。

ワカメの効用はまず①高血圧予防。また②肺ガン予防によし。③コレステロールを減らす。④便秘に卓効。これは、海藻に含まれる豊富な繊維のおかげ。現代日本人は決定的に繊維不足

だ。これは、決定的に野菜不足と言い換えてもいい。

さきほどの川島博士は「ワカメはなるべく生で食べるように」とすすめる。その理由は、生のほうがビタミンAとCをより多く含んでいるから。

ワカメがタバコの害を消す?

東京農大の故・渡辺義雄教授らの実験です。

ネズミにA:ニコチン、ワカメを混ぜたグループと、B:ふつうのエサだけのグループと、C:ニコチンだけ混ぜた三グループを四か月間、観察した。するとCのニコチンだけ混ぜたグループは肝臓機能の悪化が確認された。この結果「ニコチンによって抑えられた酵素の働きが、ワカメ成分によって、正常化された」と教授らは考えた。

この成分はいまだ不明ですが、海藻類の未知のパワーを暗示しています。喫煙者のベスト選択は即禁煙につきる。しかし、どうしてもやめられないなら、次善の策で、ワカメなど海藻食を意識していただくこと。その他の効用も恵みとしていただけるのですから。

もう一つ——。

海藻類は、すぐれたアルカリ性食品であることも特筆しておきたい。

最近病気の正体がはっきりしてきた。その九〇%以上が、「活性酸素(フリーラジカル)」が元凶となっているのです。体内に「活性酸素」が増えると体は酸性体質(アチドーシス)にかたよる。アルカリ性食品は、それを〝中和〟するはたらきがあります。ヒジキ、ワカメなど海藻食品が、その〝中和〟能力でも、きわだって優れています。すなわち、「活性酸素」消去の面からも、海藻パワーは群を抜いている。

母なる海の恵みに深く感謝して、いただきたい――。

▼ヒジキ調理方法　①水に漬けてよく洗う。②いったん水煮する。③塩、砂糖、酒、みりん、しょうゆで味つけ。④再び煮る。⑤さまざまな料理素材とする。

▼ヒジキと油揚げ煮付け　油揚げは豆腐を油で揚げたもの。大豆たんぱく質に、油の栄養分と美味しさにヒジキを合わせると栄養、味でバランス抜群に。つまり相性がいい。ヒジキと油揚げの煮付けが美味しいのも当たり前なのです。

▼若竹煮　ワカメと竹の子、大豆と煮る。一緒に煮つめることで、いずれも柔らかくなる。さらに、栄養価は超理想的なバランスとなる。おかずとしてもベスト。

▼ワカメとキュウリの酢物　ワカメは葉緑素だけでなくミネラルも豊富。キュウリはビタミンCがあり青野菜の代わりとなる。酢はクエン酸回路を軽快に動かしてエネルギー代謝を活発にし、元気を出させる。

――ヒジキ、ワカメとも料理は超カンタン。汁もの、煮物、サラダなど自由に楽しもう。

8 昆布
――和風だし、事始め……大腸ガン三分の一に

●干しいたけと昆布で〝だし算〟を！
●毎日食べると大腸ガンは三分の一に
●体内ストロンチウムが八分の一に激減
●牛乳よりカルシウム豊富な昆布味噌汁

〝だし〟を知らないアメリカ人

二五年ほど前、アメリカを取材旅行で回ったときのことです。「ヘルシーなジャパニーズフードをご馳走しよう」と、環境問題に熱心な若者からレストランに案内された。おじやみたいな煮込みごはんが出された。口に運んで「ン……」。うまくも何ともない。そっけない、というより味がない。すすめた青年は、どうだ、うまいだろう？　という顔でうなずいている。

味気ない理由がわかった。全然だしが効いていないのだ。ただ水で煮ただけなのだから、うまいはずもなかろう。

「これは〝だし〟が効いていないよ」と、教えてあげた。

「DASHI?」

肩をすくめ、首をひねる。

かれらは、〝だし〟を知らないのだ!

日本文化や料理に熱心な外国人にとっても、この〝だし〟なるものは初めて聞く単語。おどろいた。これも一種のカルチャー・ギャップ。

同行していた友人いわく。

「船瀬さん、『ブック・オブ・ダシ』を英語で書いたらどうですか?」

『ブック・オブ・トーフ』という本が全米でベストセラーになっている。〝だし〟の本もヒットするかも……とジョークを交わしたものだ。

だしこそは和風料理の決め手なのだ

さて、私は『自然流「だし」読本』(農文協)という一冊をまとめたことがあります。

日本人の健康回復のためには、和風料理への回帰しかない。これは、多くのひとびとが言っている。しかし、なかなか伝統の和風料理は、日本人のあいだに広まらない。とくに若い世代のひとびとの食卓はシチュー、グラタン、ハンバーグ、スパゲッティ……。

ほとんどカタカナ料理ばかりに明け暮れている。

「和風料理は作らないの？」ときいても首をひねる。

「だしをキチンとやれば、美味しくできるよ」

「だし？」と肩をすくめる。あの親日家のアメリカ人と同じだ。

ひらがな料理の「だし」を現代の日本人は、わからなくなっている。これでは、家庭から伝統的な日本料理が滅びていくのも当然だ。それは、頑健な日本人の健康が失われていくことに通じる。

そこで、まとめた『だし読本』。ここで、私は〝だしの四天王〟をとりあげた。
①昆布、②しいたけ、③かつおぶし、④煮干し——である。
完全なベジタリアン料理なら、昆布、しいたけでおだしをとることになる。

ふつう、和風だしは、昆布とかつおぶしをかける。

すると数倍もの風味が出る。昆布のグルタミン酸とかつおぶしのイノシン酸という両うま味成分が〝かけ算〟される。これを〝だし算〟と呼ぶ。

昆布、しいたけで滋味深い味わい

ところが「昆布、しいたけだけでも、十分なうま味は出るんですよ」。

玄米正食の料理をなさっているかたから、うかがった。

なるほど、いただいてみると煮物、吸い物も、深い滋味、うま味が味わえる。

昆布、しいたけという植物系のおだしだけで、十分に和風料理は成り立つことを確信したのです。

だから、一にも二にも、台所に揃える基本装備は、昆布、しいたけとなる。

なかでも、昆布はその筆頭でしょう。

昆布は「よろこぶ」に通じるとして、縁起物としても、神前に供えたりする。

だしの味わいの深みはいうまでもない。それだけでなく、食品として驚異的な栄養成分を含む。はやくいえば超健康食品。毎日、欠かさずにいただきたい食材です。

なんと約二〇〇〇年以上も前、秦の始皇帝は東方海上に浮かぶ伝説の蓬來島《ほうらい》に不老長寿の妙薬があると聞きおよび、臣下の徐福を遣わしてこれを求めようとした。この妙薬が、じつは昆布だった……という伝説がある。

昆布といってもわが国の沿岸には四五種類も自生すると聞いておどろいた。形も細長い帯状からウチワのような円形、さらには細かく枝分かれしたものなど、さまざま。

一海域に一種が群生するため、地域ごとに特色のある品種が育って来た。

日高、利尻、羅臼……など、産地名は、また各々の品種の特性をもあらわす。

昆布の九割までが北海道産。残りは青森、岩手、宮城県など東北産です。

昆布だし味噌汁は最強のカルシウム源

各種昆布の栄養分をしらべると……。

①**粗たんぱく質**の約半分はエキスアミノ酸と呼ばれ、水に溶け出す。その多くがグルタミン酸。ついで、アスパラギン酸、プロニン、アラニン……などなど十数種類ものアミノ酸が確認されている。これらが絶妙の昆布だしの風味を醸し出す。

②**粗脂肪**は極めて少ないことに注目。つまり、高栄養のわりに脂肪カロリーはゼロに近い。

③**灰分**とは無機物、つまりミネラル分のこと。昆布に含まれるミネラルでカルシウムはイワシの八倍強、ホウレンソウの一二倍もある。

私がカルシウムをとるなら牛乳より、昆布だしのお味噌汁を――と主張する根拠です。

さらに高カルシウムの大豆（味噌）の栄養が加わり最強の高カルシウム食となる。高たんぱく・高脂肪の牛乳は、これら過剰摂取につながり、大量に飲むほどに、骨からのカルシウム脱落を促進する。いわゆるミルクパラドックス。だから牛乳を飲んだ人ほど骨が脆くなるという悲劇にみまわれる。日本人は牛肉と同時に牛乳利権をあやつる国際的な穀物メジャーの陰謀にマインドコントロールされてきたのです。この現実にめざめてほしい。

必須ミネラルのびっくり宝庫だ

他の必須ミネラル分も、昆布は豊かに含む。

海は生命の母である。フランス語では「海」も「母」もラ・メール。その母なる海と同じミネラルを昆布は体内に凝縮しています。鉄分はホウレンソウの約二倍。プロセスチーズの一三倍。さらにカリウムはホウレンソウの一四倍弱、チーズの一〇〇倍強。さらに素晴らしいのはナトリウムよりカリウムがはるかに多いこと。塩分が多めの食事をとっていても、カリウムが体外に排泄してくれる。さらにカリウムの多い食品は利尿作用を促進し新陳代謝を活発にする。

さらに特筆すべきは昆布は突出したヨードの宝庫でもある点。昆布は半年間で七mに達するほど成長が早い。その成長スピードを支えている。ヨードは甲状腺ホルモン（チロキシン）の主要成分。発育をうながす作用があり、ヨード不足は発育不全、短躯症、知能低下などをひきおこす。海藻が不足がちの大陸内部に住む人々は、しばしばこのヨード欠乏症におそわれた。内陸国スイスでは食塩には一〇万分の一のヨードの添加が義務づけられている。ヨードの必須量は子どもで〇・二㎎。これは昆布二㎝角に、相当する。

有害物質を排泄する超繊維食

さらに昆布は、スーパー繊維食品です。日本人の食物繊維不足は深刻です。昆布の約三分の一を占めるアルギン酸は、この繊維とおなじ働きをする。腸のぜん動をうながし、ダイオキシンなど有害物質を吸着して排泄を促進する。便秘も一発で解消。昆布を食べる人には大腸ガンなどがほとんどみられない。

——大腸ガン、ポリープなどの大腸疾患の患者を調べた北大理学部の報告があります。「昆布を毎日食べる」人の割合が三三％と最も多い日高の静内町では患者割合が五五人中六人（一一％）と少なく、逆に「毎日食べる」が一・七％と極めて少ない浜中町では一七六人中五八人（三三％）と大腸疾患率が三倍も高かった。

「毎日食べると大腸ガンは三分の一に減らせる」ことが立証された。なお研究者によれば「食べ過ぎはヨード過剰摂取、甲状腺疾患につながるので、一日五gほどが適正量の目安」という。

昆布は体内の放射性物質を排出する。一九六五年、カナダの研究者によればアルギン酸ソーダを七g摂取したあとに**放射性物質ストロンチウムを飲むと、体内の残留量は飲まない人にくらべて八分の一に激減**した。これはアルギン酸が放射性物質ストロンチウムと結合して体外に排泄したからです。

昆布から作られた高血圧治療剤が、医薬品として製造されています（一九六三年、特許広告六七八四号）。血圧降下作用のあるラミニンという物質が昆布から抽出されているのです。医者からもらった下手な血圧降下剤を飲むくらいなら、昆布の味噌汁、お吸い物をいただくほうが、よっぽどかしこい。さらに「排泄」「新陳代謝」促進は、「肥満」防止につながる。

ダイエットにもおすすめです。

体の酸性化を防ぐ高アルカリ食

また、昆布はすぐれたアルカリ食品です。よく食品のアルカリ度、酸性度といわれる。人の血液はほんらい弱アルカリを保っている。その血液がやや酸性にかたよった状態をアシドーシス（酸毒症）と呼ぶ。その症状は吐き気、めまい、けいれん……など。ひどくなると昏睡状態におちいる。アルカリ度とは、これらを中和する能力。昆布には約四〇〇という中和能力があります。

これは人参の六二・五倍。つまり昆布一gを食べると人参一本（約六三g）を食べたのと同じ効果があるのです。

肉、牛乳、卵、魚などの動物食は、全体に酸性食品です。これらは体内に入って「活性酸素」を発生させる。最近「活性酸素」が人間の疾病の約九割の原因となっていることがわかってきた。これらを〝中和〟するためにも高アルカリ食品の昆布をキチンといただきたい。

さて、どれを？　超高級からピンキリあり

さて、昆布の選び方――。

やはり、品質はピンからキリまである。まず最上クラスは真昆布《まこんぶ》。肉厚で幅が広い。風味が上品なので〝昆布の王者〟と呼ばれる。その中でも北海道南茅部町の①**「川汲昆布《かわくみこんぶ》」**が最上級として名高い。あめ色をして、だし昆布にすると味が濃い。この近辺でとれる昆布は切り

口が白い。これを「白口元揃《しろくちもとぞろい》」と呼ぶ。次のランクが切り口の濃い「黒口元揃」。その中では②**「羅臼《らうす》昆布」**がベスト。肉が部厚く、歯応えも絶妙。「黒口」では③**「本場折」**がこれに続く。真昆布《まこんぶ》は以上三種。つづいて④**「利尻昆布」**⑤**「日高昆布」**⑥**「長昆布」**⑦**「厚葉昆布」**⑧**「細目昆布」**と続く。

以上は市場でもピンとキリで約五倍の入札価格差がつく。

専門家によれば「川汲昆布なら、低級品の三分の一分量でだしがとれ、うま味がすぐれ、だし汁が澄んでいる」という。

ちなみに「とろろ昆布」は、そういう品種があるわけではない。

これは一枚の昆布を、櫛目のような刃物で薄くそいだもの。幅が細かいものが「とろろ昆布」、広いものは「おぼろ昆布」。市販のものは酸っぱい臭いのものが多い。昔は食酢で味付けしたものを、いまは氷酢酸五%の化学酢で代用している。その差が鼻につく。米醸造の和酢を使うと昔ながらの味がする。

「だし」をとる「食べる」で使い分けよう

選ぶコツは、どういう使い方をするかもポイント。

安い昆布でも高い昆布と栄養価は変わらない。懐《ふところ》具合もかんがえて、煮物などだしを取るだけなら安い昆布でも十分。

吸い物などは高級品を使ったほうが品のよい深い風味となる。

肉厚の真昆布は、だしを取るだけではもったいない。だしを取ったあと刻んでしょうゆ、みりん、砂糖と煮込んで佃煮あるいは酢のものなどに。このように食材として厚昆布はすぐれる。

「天然」「養殖」の差もある。「養殖」物は、「長期保存がきかない」「歯ごたえが悪い」「旨味が少ない」などの欠点がある。「天然」表示のものを選びたい。また「天日干し」と「機械干し」も要チェック。とりたての昆布は浜に広げて天日に干す。北海道の風物詩も、ほとんどが「機械干し」にとって変わられてしまった。「機械干し」は、二m余りの昆布を台車に吊り下げ、台車ごと乾燥室に入れて、重油ボイラーで十数時間加熱して乾燥する。とうぜん「天日干し」のほうが潮の香り、風味に勝る。

だし、佃煮、料理に八面六臂の大活躍

昆布だし――。

グルメ漫画『美味しんぼ』に、二〇㎝角くらいの昆布を鍋のお湯に右から入れて、左から静かに取り出す〝究極〟のだし取り秘伝が載っていた。超一流料亭ならまだしも、普通の家庭でやったら、これは千円札（！）でだしをとるようなものかもしれない。家庭料理は、もう少し気楽にやりましょう。

ふだんの鍋物、湯豆腐、めんつゆ、おつけものなどにはお徳用バラの「だし昆布」を。四～

五㎝の長さに切っておき、台所のコンロ脇の容器に入れておくと便利。

▼味噌汁　まず鍋に水を入れて火にかける。「だし昆布」一つかみ（五〜六片ほど）放り込む（できたら干しいたけもどし汁も加える）。沸騰するまでに野菜、油揚、豆腐、しいたけなど具とネギなど薬味の用意。沸騰が始まったら昆布を取り出し、具を加えて煮る。味噌をとき加えてできあがり。お椀によそって薬味をちらすといい香り。

▼スピード味噌汁　もっとスピーディにやるには、刻み昆布をつかう。鍋を火にかけ、水に刻み昆布とスライス干しいたけを放り込む。スライサーで野菜をカットしながら直接ナベへ落とす。油揚など他の具も細切りに。乾燥野菜、ワカメ、高野豆腐などが入った「味噌汁の友」が役立つ。ひとつまみ投げ込み、沸騰したら味噌を溶いてできあがり。朝の忙しいときでも一分でできる。

▼超「即席味噌汁」　これは、味の素たっぷり袋入りインスタント「味噌汁」愛用の独身者などにマスターして欲しい。大きめの器に味噌をクルミ大いれる。刻み昆布（またはとろろ昆布）を一つまみ。スライス干しいたけをパラッ。ダイコン、人参などスライサーで極細千切りでチャチャッ。刻みネギ。「味噌汁の友」パラッ。最後にグラグラ熱湯を注いでかき混ぜ完成！手早くやれば十数秒でできる。ナベも洗わなくてすむ。

ポイントは、奮発して無添加、天然醸造、長期熟成のいい味噌を使うこと。

羅臼、日高など板昆布をつかうときは二㎝角くらいに切っておいて、味噌汁の具として食べてしまうのもよし。ただし量を少なめに。煮過ぎない。これが秘訣。

▼一番だし 約一〇cm角一枚を、水カップ四杯半に二〇～三〇分漬ける。中火にかける。煮立つ直前にとりだす。昆布だしはコクが持ち味。吸い物、めんつゆ（みりん、しょうゆ、お酒少々）。

▼二番だし 一番だしの半分の水を加え、おでんや寄せ鍋などの煮物に使える。

▼佃煮 だしをとった後の昆布も、捨ててはもったいない。細切りにしてしょうゆ、みりん、砂糖、酒を煮詰めて佃煮に。味噌に混ぜて味噌漬け昆布などで、美味しくいただける。

古代より不老長寿の妙薬と称えられた昆布。沖縄の人々の長寿の理由は、日々の食事で欠かさぬ昆布にあるという。くだらぬドリンク剤や栄養剤、保健薬に金をかけるくらいなら、この東方伝説の霊食を台所に装備すべきです。

★オット用心気をつけよう！

タバコで五億人殺される 一九九〇年、WHO（世界保健機関）代表は「今後二五年間で、タバコで、少なくとも五億人が死亡する」と公表した。「二〇一五年には、一日平均二万八〇〇〇人が、喫煙が原因で命を落とす」というから恐ろしい。五〇〇人乗りジャンボ機が毎日五六機墜落する勘定。また九〇年の時点で「ガン、心臓病、肺の病気の三割がタバコが原因」という。

9 雑穀・大豆
――現代人が忘れたミラクル・ワールド

- 雑穀――古代からの滋養ゆたかな贈物
- 大豆はベスト抗ガン食品（米国立ガン研究所）
- 動脈硬化、高血圧、高脂血、脳卒中を防ぐ
- 糖尿病、肝・腎炎、便秘、肥満、老化防止
- 胆石、貧血、疲労、肩凝り、肌のシミ防止
- 骨粗しょう症、更年期障害から認知症も防ぐ

人間はほんらい、穀・菜食動物

昔から、五穀豊穣《ごこくほうじょう》という。

米、麦、粟《あわ》、豆、黍《きび》の五つです。

日本人が、古代よりこれらを大地の恵みとして崇《あが》め、祝ってきたのは、まさにこれらが主食であったからに他ならない。

人間の歯を子細にみると臼歯、門歯、犬歯の割合が五：二：一である。これは全食品の八分

の五は穀物食にせよ……、という自然の教えです。ちなみに、門歯は野菜をかみ切るためなので八分の二は野菜、果物が必要。犬歯は動物の肉を引き裂くためなので、動物食は八分の一……と、これまで思ってきた。

ところが、『まだ、肉を食べているのですか』（三交社）の著者ハワード・ライマンによれば「われわれが〝犬歯〟と呼ぶ歯は、長い間、使いなれた名前にすぎない」という。かれは、いまや世界的にベジタリアニズム（菜食主義）運動のリーダーとして知られる。

そのかれは〝犬歯〟とは「名前は同じでも、犬や虎の歯は、長く、槍のように尖っている」と指摘する。さらに「私の言うことが信じられないなら、あなたの〝犬歯〟を試してみるといい」とヘラ鹿の生肉にかぶりつくことを勧める。じっさい何人ものカウボーイたちが挑戦してみたが文字通り、歯がたたず、うまく食いちぎれた者は一人もいなかった、という。

菜食主義を攻撃する肉食主義者（？）は、かならずこう言う。

「人間は肉食に生まれているんだ。だから〝犬歯〟がチャンとある。俺たちには血への欲望があるんだ……」

しかし、ライマンの論旨の前には沈黙せざるを得ないだろう。

腸の長さ、胃液、唾液も草食向き

「ライオン、ネコなど肉食動物の消化器系は、体長の約三倍と短い。腐敗しつつある肉をできるだけ早く腸内を移動させるためだ」。「腐敗した肉は、長く体内にとどまると、毒となって血流を汚染する」。さらにライマンは言う。「我々の消化器官の長さは、体長の約一二倍。肉を食べると五日間の長旅のあと体外に排泄される。菜食なら一〜二日だ」。

肉が腸内で腐敗するとインドールなどの発ガン物質が発生する。肉好きに大腸ガンが多発することは、もはや常識です。肉好きは四倍以上、大腸ガンで死んでいる。「腐る」という漢字は「府」の中に「肉」と書く。「府」とは五臓六腑という言葉にあるように中が空洞の臓器、つまり消化器系を指す。すなわち「消化器」に「肉」が入ると「腐る」。

はるか古《いにしえ》の人々の直感、洞察力が、一文字に集約されている。

この腸の長さの比較で、人間自身が草食動物であることは自明です。

さらに「胃液」「唾液」のちがいもある。人間の胃液は、五％ほど肉食動物よりも強い酸性です。唾液はアルカリ性で穀物をあらかじめ消化する唾液酵素（アミラーゼ等）を含んでいる。これらは肉食動物と根本的に異なる。すでに古代ギリシアの哲学者プルタークは「人間には、尖ったカギ爪もない。鋭く尖った歯もない。歯はなめらかで、口は小さい、舌は柔らかく、その消化はゆっくりとしている。自然は人間に肉を喰うことを厳しく禁じているのだ……」と説いています。

結論を言えば、〝犬歯〟は、遺伝学的に、はるかな太古の名残にすぎない。だから、あえて動物食を食べる理由づけにはならない……ということなのです。

植物の種子をいただく穀物食

さて、冒頭の五穀にもどろう。

穀物とは、『広辞苑』に「種子を食用とする作物」とある。さらに「多くは人類の主食となるもの」と本質をズバリ明記。

世界の四大穀物とは①米、②小麦、③大豆、④トウモロコシ（黍《きび》）です。

これら穀物の中に、豆類が入っていることに意外に思うかたも多いでしょう。

穀物というと米、麦などイネ科の植物を想像して、豆は別物だと思ってしまう。しかし、広くいえば、あらゆる植物の種子は〝穀物〟なのです。

食物は種子に次世代の命を託している。だから、生命に必要なあらゆる栄養素が備わっている。すなわち種子は完全栄養食なのです。

世界二大穀物は西の小麦、東の米……。それ以外は、ひとまとめに雑穀と呼ぶ。

ただし「雑」の字がつくからといって栄養的に劣っているわけではない。

それどころか、米、小麦にはない風味、栄養、薬効を誇るものも多い。つまり、穀菜食といっても米、小麦一辺倒という食事も不自然なのです。広く、バランスよく穀物をいただくのが理想的です。

素晴らしい「古代からの贈物」

——では、他の穀物のメリットをみてみよう。

▼大麦　①便秘予防、②食欲増進、③消化補助、④健胃作用。

紀元前七〇〇〇年頃に現在の六条大麦が栽培されていた。

その歴史の古さに気が遠くなる。精麦でも一〇％ものたんぱく質を含む。ビタミンＢ１も豊富。ペチャンコの押し麦は、加熱してローラーで圧縮したもの。カルシウムや食物繊維が豊富。便秘気味の人、食欲不振の人にはとくにおすすめ。体内の熱をしずめ、口の渇きをおさえる働きもある。栄養価は白米より優れ「刑務所に入ったら健康になるのも、この麦メシの効用」という笑い話がある。

ただ最近の精麦は過度に精白されすぎビタミンＢ群の補給の効果は期待できず、ビタミンＢ１、Ｂ２などを添加したものが強化精麦の名で保健食として売られている。人間とは訳の分からんことをする動物ではありります。

炒って粉にしたものが「はったい粉」。また「麦こがし」ともいいお菓子の原料などに使われる。大麦の「内皮」を焙《ほう》じたものが「麦茶」です。

▼粟《あわ》　①アトピー皮膚炎、②疲労回復、③糖尿病治療。

奈良時代から米とならぶ主食でした。動物の尾のように穂が垂れる。高冷地でも短期間で育つ。たんぱく質、ビタミンＢ１、Ｂ２、食物繊維、カルシウム、鉄分などが白米の二〜七倍も豊富。白米など足元にも及ばない。体を冷やす作用あり。漢方によれば胃熱による吐き気、渇きなどを抑える。

▼黍《きび》　①アトピー皮膚炎、②動脈硬化、③高血圧。

中央アジアから中石器時代にはヨーロッパに伝わっていた。中国では有史以前から栽培。これもルーツは古い。栄養価は米、麦に劣らず。消化はより優れる。御飯、おかゆのほか、黍《きび》団子や餅に入れたりして食べる。漢方では弱った消化器系の機能を高めるとある。さらに咳や痰を鎮める効果があるという。

▼稗《ひえ》　①アトピー皮膚炎、②動脈硬化、③疲労回復。

縄文時代から日本でも栽培。米を作れない急斜面でも育つ。冷害、干ばつに強く、米が凶作のときの救荒作物としても重宝されてきた。白米にくらべてたんぱく質一・五倍、脂質、ミネラル分とも二倍と、高栄養。おまけに消化、吸収はよい。ビタミンB群も多い。古くは味噌、しょうゆ等の原料としても使われてきた。白米よりもはるかに食物繊維が多いのが特徴。漢方では出血を止め体温を下げる作用があるという。

▼はと麦　①利尿作用、②下痢どめ、③高血圧の予防。

江戸時代から主に薬用として栽培されてきた。はと麦茶としても人気がある。

アミノ酸は穀物の中でももっとも良質。はと麦にはイボを取る効果がある、と昔から言われてきた。それは新陳代謝を盛んにする効用による。さらに消化器系や呼吸器系のはたらきを正常にする。

▼キヌア　①美肌、②肥満、③便秘の予防など。

これは、何のことやら……と初耳の人も多いはず。南アメリカ原産の穀物。たんぱく質が豊富で、必須アミノ酸もバランスよく含む。便秘解消に役立つサポニンも豊富。ダイエット食として人気が出始めている（『玄米・雑穀のご飯とおかず』グラフ社他、参照）。

雑穀をケイベツした報い

以上のように、雑穀と呼ぶのが申し訳ないほど、歴史とルーツは古い。

まさに「古代からの贈物」なのです。栄養価さらには薬効も卓抜している。しかし、日本人は、昔から「稗飯《ひえめし》」「鳥のエサ」などとケイベツし馬鹿にしてきた。そして、戦国時代などには「姫米」と呼んだ特別に精米した白米を、江戸の庶民、町人も武家の真似をして、こぞって食べ始めた。そして、江戸中が足腰がふらつく奇妙な病に悩まされた。これを〝江戸わずらい〟と呼んだのも皮肉。言うまでもなく脚気である。ビタミンB群欠乏症だ。大切な栄養分の糠を捨てて、見栄を取った白米信仰……。さらに、農民の命の糧であった稗、粟《あわ》、黍《きび》などの雑穀をケイベツした報いだ。

現代人も笑えない。アトピーや生活習慣病の蔓延は、まさに見栄っぱりの江戸庶民より質《たち》が悪い。ようやく、昨今アトピー治療等に雑穀食が見直されてきた。

実は、雑穀は治療食ではなく、平常食である。そのことに気付くべきです。

雑穀はブレンドすると美味しい。まず、白米二、雑穀一くらいの割合でチャレンジしてみよう。慣れれば、粟《あわ》御飯、はと麦御飯なども楽しもう。このとき塩を少々加えるのがコツ。さらに、おかゆ、雑炊、リゾット、お焼きにドライカレー……などなど。さらに揚げもち、いなり寿司まで！　前出の『玄米・雑穀のご飯とおかず』は手元に置いておくと重宝する。これほどバリエーションのある味わいの世界を知らないままに過ごすのは、残念というよりもったいない。

牛肉は二〇人分食糧を一人占め

――さて、次は豆である。これは、穀物の中でも特筆されるべきです。

代表は大豆。これは〝畑の肉〟と呼ばれる。つまり、肉を食べたいなら、大豆を食べればいい。ある広さの畑がある。ここでとれる大豆で二〇人分のたんぱく質を賄えるとする。ところが、その大豆を牛に食わせて、その牛肉でたんぱく質をまかなうと一人しか生きられない。つまり牛肉を食べるということは、二〇人分の食糧を一人占めすることに他ならない。ハワード・ライマンは、これを「食糧のハイジャック」と呼ぶ。その報いは激増するガン、心臓発作、脳卒中、糖尿病……などなどによる無残な死だ。

牛肉に含まれるたんぱく質は約二〇％、ところが大豆には約四〇％と二倍のたんぱく質を含む。つまり、牛肉など足元にも及ばぬ超高たんぱく食品なのです。さらにビタミンB1は牛肉の八倍、カルシウム、鉄分、カリウムなどミネラル分も牛肉よりはるかに多い。そして肉類には食物繊維はゼロ。大豆は繊維分もリッチ。さらにレシチン、イソフラボン……などなどの薬効成分がおどろくほど豊か。その効用は数え切れないほど。なのに戦後五〇年間で日本人の大豆消費量は、五〇％も激減した。まさに、占領国アメリカに〝餌づけ〟された悲劇だ。いっぽうで動物たんぱく質は二倍、動物脂肪は四倍強……。病人と肥満の超大国アメリカを追いかけている。

大豆は「驚異の未来食」と絶賛

一方、肉食一辺倒だったアメリカは、その事実に気付き、いまや大豆を「驚異の未来食」と絶賛しています。最先端都市ニューヨークでは、豆腐、味噌、しょうゆ、大豆モヤシまで〝超健康食品〟として売られている。いっぽうで日本は病人と肥満の超大国アメリカを追いかけている。なんという皮肉……！

さて、豆類はその栄養価、効能は大豆とほぼ同等なので、代表バッターの大豆についてのべよう。大豆には、われわれの想像を越える〝薬効成分〟を含んでいる。あげているとキリがないので**表A**を参照してほしい。

――さて大豆の、病気への効能は。

表A

■大豆にはからだに有効な成分がいっぱい含まれている

◎印の部分が大豆に関連しているもの

機能成分	働き	含まれる食べ物
EPAエイコサペンタイン酸	動脈硬化、血栓症の予防コレステロールの低下など	イワシ、サンマ、サバ
カゼイン	高血圧の予防	牛乳、乳製品
カプサイシン	抗肥満作用。心臓の弱い人や痔の人は不可	トウガラシ
◎リノール酸	血圧調整、コレステロールの低下。動脈硬化予防、肥満防止	植物油（大豆油、とうもろこし油など）
◎グリニシン	コレステロールの低下	みそ、豆腐などの大豆製品
◎ジピコリン酸	抗菌作用	納豆
◎納豆菌	整腸作用	納豆
◎レシチン	脳の老化予防、コレステロールの低下	大豆製品
◎サポニン	老化防止、抗ガン作用	大豆製品
◎イソフラボン	更年期症状の抑制、骨粗しょう症予防	大豆製品
◎食物繊維	抗肥満作用、動脈硬化予防、肝脂肪や糖尿病にも効果ある	野菜、果物、いも類、大豆
グリチルリチン酸	肝機能の増強	豆科の植物
タウリン	コレステロールの低下、動脈硬化予防	イカ、エビ、タコ、貝類
DHAドコサヘキサエン酸	ガン、動脈硬化、血栓症の予防。コレステロールの低下、脳細胞の働きを高める	イワシ、サンマ、サバ、マグロ。目玉の裏側に多く含まれる

「大豆の凄い薬効」　宙出版

表B

■こんなに多い大豆のたんぱく質含量

「四訂日本食品標準成分表」より（単位100g中）

	エネルギー kcal	たんぱく質 mg	脂質 mg	糖質 mg
牛肉　かた	233	18.3	16.4	
豚肉　かた	217	17.5	15.1	
鶏肉　手羽	221	17.2	15.8	
大豆	417	35.3	19.0	23.7

「大豆の凄い薬効」　宙出版

▼ガン予防　**アメリカ国立ガン研究所は、ガン予防効果のある食物の上位に大豆をあげています。**大豆には免疫力を高める作用があり、ガン細胞の働きを抑えるのです。「毎日、味噌汁を飲んでいる人はガンになりにくい」という研究報告も当然です。大豆加工品の納豆には、さらに抗ガン作用も確認されています。納豆菌が腸の働きを良くする。ナットウキナーゼという成分は血栓防止効果もあり、心臓病などの予防にも最適です。

▼心臓病　突然死による死亡は四〇年で四倍の勢いで激増しています。半数は心臓麻痺です（東京都監察医務院調べ）。狭心症、心筋梗塞は動脈硬化が引き金。**大豆に含まれるサポニンは強い抗酸化作用があり、心臓の筋肉を活性化する。細胞膜が傷つくのを防ぐ。一日コップ一杯の豆乳で十分。**高野豆腐もサポニンがゆたか。豆類のマグネシウムも有効。なにしろ、日本人は必要マグネシウム（一日三〇〇mg）の半分という欠乏状態という。

▼動脈硬化　豆腐一丁には二mgものビタミンEが含まれる。

図C

■米政府も絶賛！大豆はベストワンの抗ガン食だ

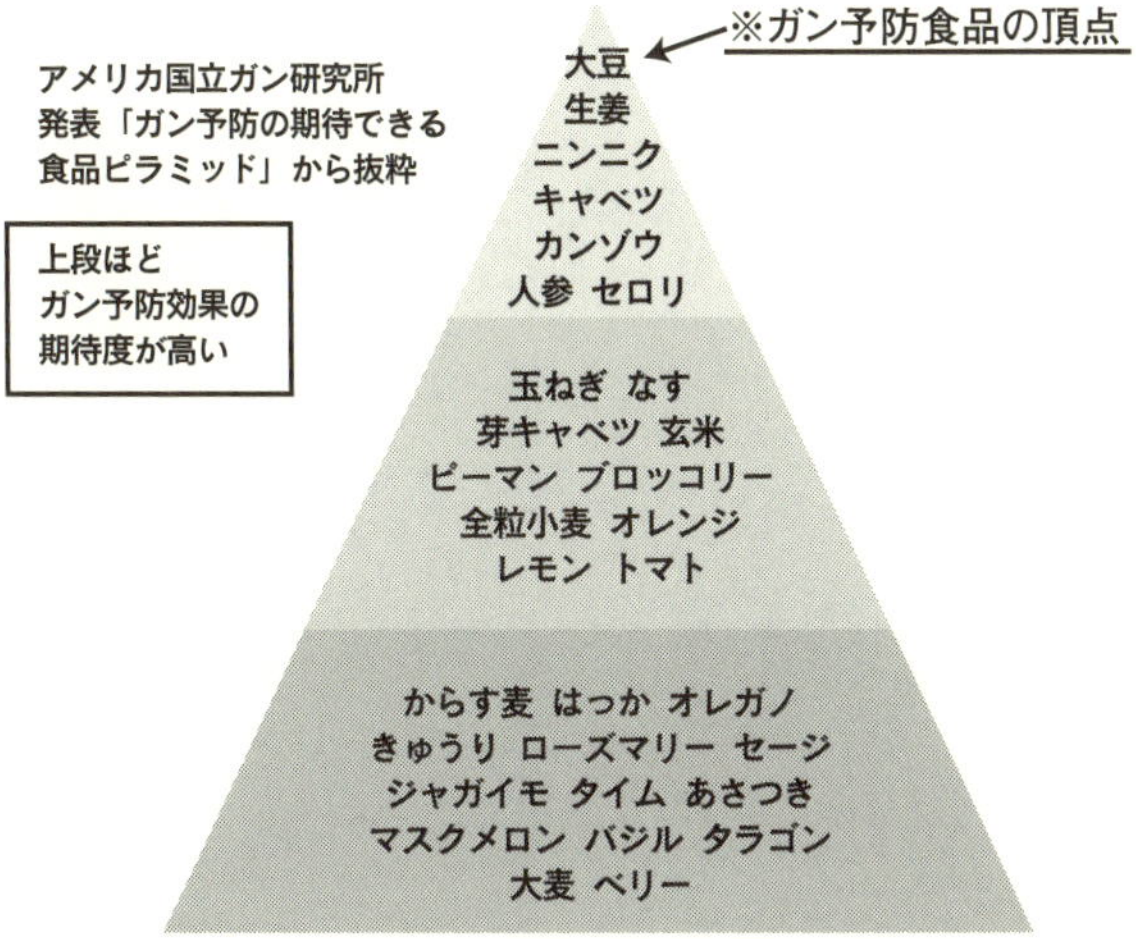

グラフD

■味噌汁を飲むひとほどガンになりにくい

人口10万人対標準死亡率（資料＝国立がんセンター研究所・平山雄より）

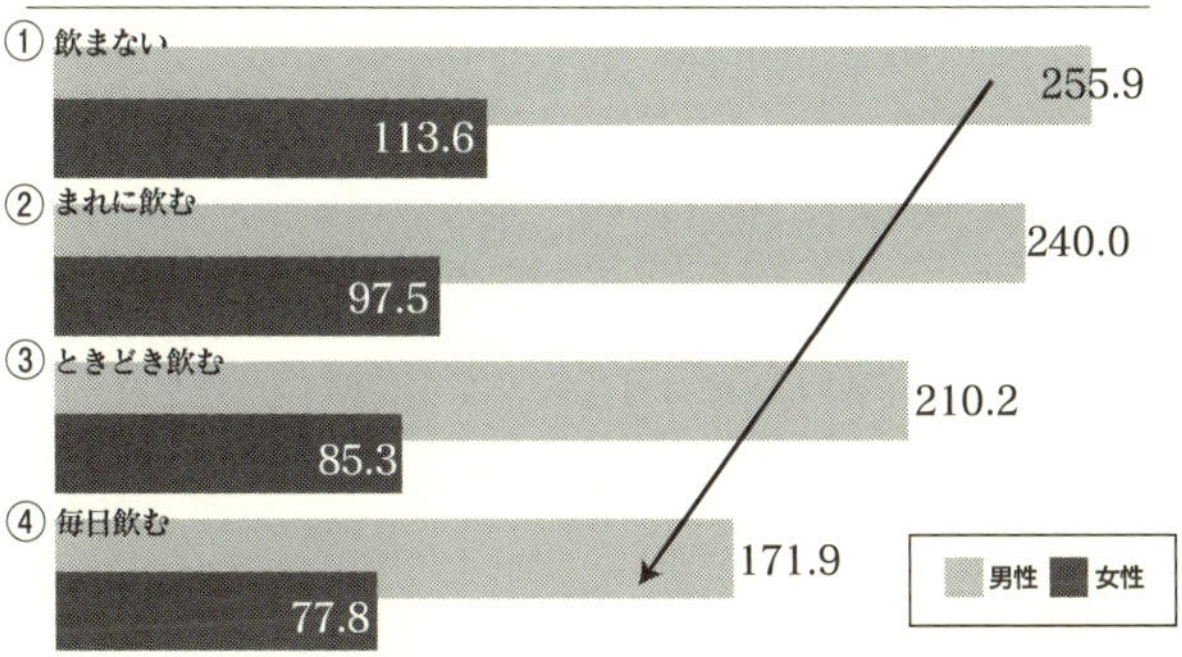

「大豆の凄い薬効」 宙出版

これは酸化したコレステロールを中和して、善玉コレステロールを増やし脂質の酸化を防止する。またレシチンは血管壁に付着したコレステロールを掃除してくれる。

▼**高血圧**　大豆のカリウムが塩分を排泄して、血圧を下げる。

▼**高脂血症**　現代人は血液がドロドロの人が多い。いわゆる高脂血症。とくに若い人はハンバーガー、牛丼など動物脂肪の取り過ぎで最悪。大豆のサポニン、食物繊維はコレステロールを低下させ血液をサラサラにする。

▼**脳卒中**　寝たきり老人の半数は、脳卒中が原因。大豆のサポニン、レシチン、グリシニンなどは血管を強くし、動脈硬化に移行させない。寝込まぬ日頃の養生は大豆から……。

▼**糖尿病**　「枝豆好きに糖尿病なし」といわれる。大豆飼育ラットはインスリン備蓄量は一・五倍。つまり大豆はインスリン分秘を活発にする。

▼**肝機能障害**　大豆の必須アミノ酸バランス（プロティンスコア）はほぼ完璧。良質のアミノ酸により、肝臓修復を助ける。成分のコリンも肝臓への脂肪蓄積を防ぐ。

▼**慢性すい炎**　すい炎は細胞が徐々に破壊され繊維化していく病気。大豆たんぱくが、すい臓の繊維化を防止する。納豆は脂肪を分解するリパーゼなども含むので効果大。

▼**慢性腎炎**　大豆のビタミンB群が腎臓の疲労を回復させる。

▼**便秘**　便秘の人は大腸ガンをはじめガン死のリスクが極めて高い。豆には食物繊維が豊富なので、排便が促進される。かんたんに取るには、きな粉かけ御飯がよい。

▼**肥満**　豆の不飽和脂肪酸が余った脂肪を抑制してくれる。
▼**胆石**　豆のレシチンがコレステロールを溶かすのだ。
▼**痔疾**　ワカメ味噌汁など沢山の食物繊維をとればスッキリ。
▼**貧血**　豆類には鉄分が豊富。きな粉などで鉄不足を補う。
▼**疲労**　きわめて豊富なビタミンB群が疲労回復に大活躍。ドリンク剤より味噌汁を飲め。
▼**二日酔い**　豊かなたんぱく質がアルコールで疲れた肝臓を修復する。
▼**肩凝り**　大豆成分のサポニン効果が、血流をサラサラ、スムースにする。
▼**肌のシミ・老化**　大豆のレシチンとビタミンEの相乗効果で、若々しい素肌をたもつ。
▼**ボケ防止**　レシチンは神経細胞を活性化させる効果がある。脳が活性化し記憶力もアップ。
▼**更年期障害**　大豆成分イソフラボンには、女性ホルモンに似た作用があり、症状を緩和してくれる。
▼**骨粗しょう症**　東日本の女性には骨粗しょう症が少ない（厚生省報告一九九五年）。これは納豆に含まれるビタミンKがカルシウム沈着を促進するから。また大豆イソフラボンも骨カルシウム溶出を防ぐ（『大豆の凄い薬効』帯津良一著、宙出版《おおぞら》参照）。

雑穀、豆類を「和食」に活かす

和食は、別名、大豆食文化といってもよい。

図E
■スーパー栄養食「大豆」が多彩な和食のルーツだ

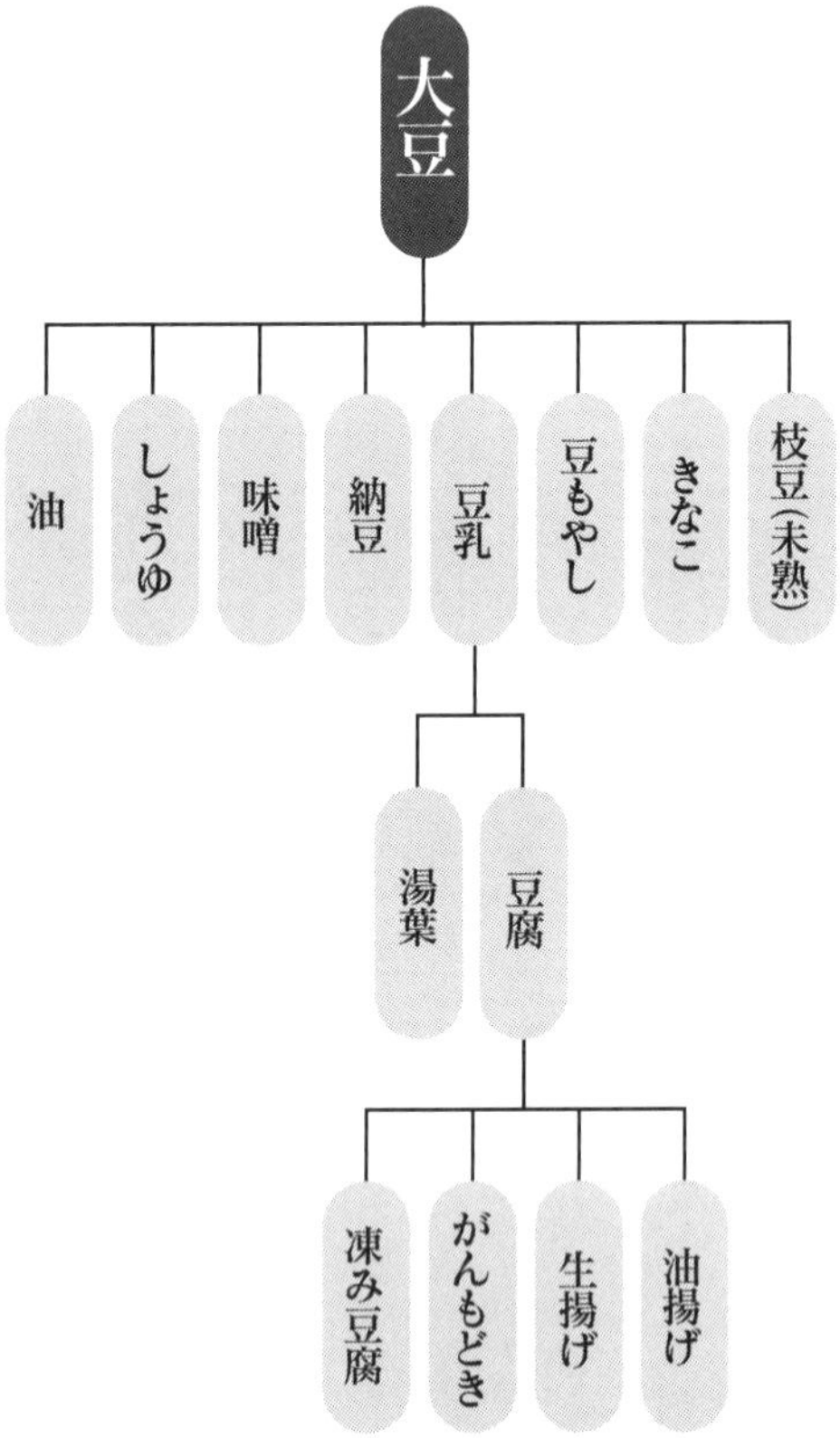

「大豆の凄い薬効」 宙出版

図Eを見てあらためて感心します。日本人は、大豆関連の食品を一四種類も育ててきたのです。どれもが「和食」の枠である。

古来、日本人は、豆類に驚異的な薬効があることを、体験的に知っていたのです。だから正月には、まめまめしく働けるようにと煮豆をいただき、二月の節句には「鬼は外」「福は内」と豆をまいて家族の幸せを祝ったのです。

豆は大豆だけではない。黒豆、空豆、小豆、金時豆、花咲豆、うずら豆……と数え切れない。その豆料理もサラダ、煮物、豆御飯、シチュー、コロッケ、炒めもの、和《あ》え物、ソテー、フリッター、天麩羅……と数限りない（『こんなにたくさん豆料理』浅田峰子著、農文協、がおすすめ！）。

「古代からの贈物」雑穀と「驚異の未来食」の豆類を、もっともっと美味しくいただこう！

10 油

――市販サラダ油は、命を縮める

●肉、卵、牛乳……動物性脂肪は万病のもとです
●紅花油で一五％も寿命が縮む
●オレイン・リッチはさらに二・七倍危険！
●シソ油系・魚油系（α-リノレン酸）がおすすめ！

日本でも激増、前立腺ガン死

壮絶なガン死だった。

深作欣二。映画監督――。享年七二。物議を醸した映画『バトル・ロワイアル』続編の制作途中で降板。死因は前立腺ガン。七年前に患った前立腺ガンが背骨などに転移、不帰の人となった。にわかに日本人には馴染みの薄かったこのガンへの関心と恐怖がつのっている。

前立腺は精液をつくる機能をもつ生殖器の一つ。前立腺ガンは高齢者にかかりやすく、発病の平均年齢は約七〇歳と高い。欧米では、前立腺ガンは男性のガン死亡者の約二〇％を占める。ところが日本では三・五％ときわめて少ない。なぜ欧米男性には、日本人の約六倍とケタはず

れに多いのか？　その原因が欧米型の食事です。脂肪分の多い食生活を続けていると前立腺ガンにかかりやすくなる。全米科学アカデミーも「高脂肪、高たんぱくの食事は、とくにリスクを高める」と警告しています。

豆腐、野菜食なら防げるのに

さらに、日本人男性に前立腺ガンが少ない理由の一つに、専門家は意外なものをあげます。豆腐です。大豆は、弱い女性ホルモンに似た作用をするイソフラボンを含む。前立腺のガン細胞は、男性ホルモンがないと増殖できない。つまり、過度の男性ホルモンも前立腺ガン増殖の要因となるわけです。しかし、日本男性も安心してはいられない。この新顔のガンが昨今、急増している。患者数は、一九九三年、約三万一〇〇〇人が、九九年、七万人とわずか六年で激増。さらに二〇一五年には、その二倍になると予測されている（厚生労働省、推計）。

では、この前立腺ガンを予防するにはどうしたらいいのか？

専門医は「欧米型の食生活を避ける」「野菜と豆腐等を食べる日本型の食生活」をすすめる。さらに「性生活もほどほどに……」には苦笑。精力絶倫型にこのガンは多いそうだ。男性ホルモンが旺盛だと、前立腺ガンになりやすいとか。なにごとも、過ぎたるは及ばざるがごとし。

動物脂肪が農薬などを濃縮、蓄積

さて、欧米型の食スタイルの特徴は肉食中心ということ。さらに、牛乳など乳製品が加わる。ハワード・ライマン（前出）は指摘する。

「家畜用穀物には、人間用にくらべるとビックリ仰天するほど高濃度の農薬残留が許可されている」

そして、アメリカで消費される農薬の約八〇％は、トウモロコシ、大豆、小麦、綿花のわずか四つがターゲット。前三者は家畜用の主要なエサ。なにしろ、広大なアメリカ農地の八五％は、じつは動物のエサ生産につかわれている。〝世界のパンかご〟という呼び名は、あきらかにウソです。しかし、「動物に食わせるエサ用だから、残留農薬は多くてもかまわん」という論理は乱暴すぎる。その家畜も「最後は人間が食べる」のです。「動物は、農薬やほかの毒性物質を摂取するたびに、それらを脂肪に蓄積させる」（ライマン）。

農薬DDT九五％は肉と乳製品から

さらに、牛をはじめ世界の家畜は〝肉骨粉〟という動物性飼料を与えられていた。こうして恐るべき食物連鎖による〝毒〟の濃縮が進行する。

「……人間と家畜も同様だ。家畜が最大レベルの発ガン物質を脂肪にたっぷり濃縮して蓄え、それを我々が食べる。すると、たっぷり濃縮された発ガン物質を〝賞味できる〟……」（ライ

マン）

その証拠に「人間が摂取したＤＤＴの九五％は、酪農製品と肉製品に由来する」（米ＣＥＱリポート、一九七五年）。

ベジタリアン女性の母乳をしらべた結果、アメリカ国内の平均値の一〜二％の汚染農薬しか検出されなかった。いまや、動物性脂肪は〝からだによくない〟が常識となっている。

しかし、その脂肪分が、農薬をはじめ汚染毒物の〝濃縮装置〟になっていることに、人々は気づいていない。

菜食主義は心筋梗塞の九七％を防ぐ

ハワード・ライマンは「肉食は、人を殺す」と断言する。

「現在、生きているアメリカ人の二人に一人は、心臓血管系の疾患で死ぬ運命にある」「これら心臓発作は、まさに飽和脂肪とコレステロールが元凶……」

飽和脂肪は、肝臓でコレステロールに換えられる。これら二つの物質はネバネバして動脈を詰まらせる。それがアテローム性動脈硬化症や心臓疾患の主原因となる。たとえば心筋梗塞など。さらに脳卒中も同じ原因で起こる。

一九六一年、すでにアメリカの権威ある医学雑誌は「菜食主義の食事は、心筋梗塞の九七％を防いでくれる」と断言しています。

五二〇九人の追跡調査があります。その中でもコレステロール値一五〇以下では、心臓発作を起こした人は皆無だった。ベジタリアンなら、この数値以下は普通のことです。さて日本人がアメリカに移住してアメリカ型食事に変わると心臓マヒによる死亡が一気に一〇倍に跳ね上がる。肉食恐るべし。

肉、卵、乳……動物脂肪は飽和脂肪酸でダメ！

さて――。ここで、飽和脂肪なるものが出てくる。

よく聞き、目にする。しかし、わかったようで、よくわからん……という人が大半だろう。

まず、一口に食用油といっても三種類あることを、知っておこう。

①**飽和脂肪酸系**：動物の肉、卵、乳製品などに多く含まれる。

②**リノール酸系**：ベニバナ油、コーン油、ヒマワリ油などに多く含まれる。

③**α-リノレン酸系**：シソ油、魚、海藻などに多く含まれる。

さらに「飽和と不飽和は、どうちがうの？」とクビをひねるはず。これは脂肪酸の構造のちがいから区別されたもの。

脂肪酸は「炭素」「水素」「酸素」の三つからできている。

一列の「炭素」の鎖に、「水素」がくっついている。一番、右端にくっついているのが「酸素」です。「炭素」の鎖すべてに「水素」が結合（飽和）したものを飽和脂肪酸と呼ぶ（ステアリン酸）。

「炭素」どうしが二重結合をつくると、ここは「水素」で飽和されていないので、不飽和脂肪酸と呼ぶ――というわけです。二重結合が一個なら「一価不飽和脂肪酸」（オレイン酸）。二個なら「二価不飽和脂肪酸」（リノール酸）。三個なら「三価不飽和脂肪酸」（α-リノレン酸）。

だいたい、油の種類と、区別がおわかりいただけただろう。

動物脂肪で、大腸ガン、胆石、子宮ガン……

肉や乳など動物食中心のダイエットを実践している人は危険です。

一見、コレステロール値が低くても油断はならない。排泄されたコレステロールは胆のうに吸収される。そこで胆石に変化してしまう。胆石に悩む人は、ほとんどアブラっこいものが好きな人たち。さらに、大腸の中の過剰コレステロールは大腸ガンの元凶。肉好きの大腸ガン死亡リスクは四倍です。

アメリカのデーン・オーニッシュ博士は、脂肪含有率一〇％の菜食を基本とした「低脂肪ダイエット」で、冠状動脈疾患を改善できることを立証しています。わずかに許される動物性食品は、脱脂牛乳、脱脂ヨーグルト、卵の白身のみ。それで心臓病死からまぬがれれば、ありがたい。ネズミ実験でも、動物脂肪をエサに混ぜてあたえると大腸ガンが激増する。動物脂肪は〝発ガン物質〟と言い切ってもいい。日本女性でも毎日のように肉を食べる人の乳ガン発病リスクは――ほとんど、あるいは、まったく食べない人の四倍です。また、乳ガンリスクは、卵、バター、チーズの消費量とも、直接に比例して急増する。
肉食主義者にくらべて、菜食主義者の女性の子宮頸ガン、卵巣ガンの発生率も、おどろくほどに低いのです。

低脂肪ベジタリアン食で長生きしよう！

肉食主義者は高血圧リスクも抱えています。ベジタリアンは肉食者にくらべて、血圧（心臓拡張期）は一八・二％も低いという報告があります。これに対して、

「……低脂肪のベジタリアン食の利点は、低血糖症や潰瘍、腸疾患、通風やその他の関節炎、腎臓結石、胆石、ぜんそく、インポテンツ、そして貧血症にも効能を発揮する」（『まだ、肉を食べているのですか』前出）。

日本人は、ナント毎年三六万人がガンで死んでいる。そして一五万人が脳卒中等、一三万人が心臓病で死んでいる。おどろくなかれ、死亡順位の一位、二位、三位まで肉食（動物脂肪等）が、重大な〝引き金〟を引いているのです。

ベジタリアンの食事は、これら三大リスクを避ける。菜食主義者は肉食主義者より、はるかに長生きする――というのも理の当然です。

〝リノール酸神話〟もすでに崩壊した

では、前出の飽和脂肪酸を避けて、植物脂肪にすれば安全か……というと、そうではない。油には、さらなる落とし穴があった。それが〝リノール酸神話〟の崩壊です。

一時期「リノール酸は、老化防止など、からだにいい」と、もてはやされた。

ところが名古屋市立大学（薬学部）の奥山治美教授は「日本人は〝リノール酸〟摂りすぎ症候群」と警鐘を鳴らす。奥山教授によれば、体重六〇kgの人に必要なリノール酸は、わずか一～二g。これは、ごはん二杯半、食パンなら二枚で十二分にとれる量です。つまり、普通の食事をしていれば、まったく他にとる必要はない。それどころか、**過剰リノール酸の害が日本人を蝕んでいる。リノール酸を大量に含むのはベニバナ油、コーン油……など。大手食品メーカーが「お中元、お歳暮に！」と盛んにCMしている。**

リノール酸以外に、最近注目を集めているのがα－リノレン酸。植物が作り、葉や根に多く含まれる。シソ油、アマニ油等が代表的。動物が食べると、体内でエイコサペンタエン酸（EPA）やドコサヘキサエン酸（DHA）など有用脂肪酸に変化する。「脳」や「神経機能」を正常に保つ働きがある。奥山教授の研究で、これらリノール酸とα－リノレン酸との「バランス」が、多くの疾患と深く関わっていることがわかってきた。

リノール酸が多い食事を続けていると「アレルギー」「ぜんそく」一・五倍強、「学習能力低下」一〇～一五％、「視力低下」二倍、「脳梗塞」、「ガン」……などを引き起こすことが、動物実験で判明したのです。ベニバナ油を与えた群のぜんそく発作発生は三四％、シソ油群は二〇％。明らかにリノール酸の多い群ほどぜんそくが激しくなるのです。さらに、驚愕するのは**リノール酸のとりすぎで寿命が一五％も縮む**という事実。シソ油食のネズミの寿命を一〇〇とする。するとベニバナ油群は八五・五％しか生きない。普通のネズミと比べても一二％も早死にしていた。

「**食用油の選択で、寿命は一〇％以上も変わります**」と奥山教授。つまり「α－リノレン酸重視の方向に転換すると、七～八年の寿命の差が出てくる」のです。

〝オレイン・リッチ〟は二・七倍危険とは！

この〝奥山ショック〟は、食用油メーカーをも動かした。かれらは、あわててリノール酸離れを始めた。そして、最近のテレビＣＭのキャッチ・コピーは「オレイン・リッチ！」。これはベニバナ油、キャノーラ（菜種系）油を、〝ハイオレイン化〟という処理をしたもの。ところが「オレイン酸も〝からだによくない〟」と奥山教授はクギを刺す。

動物実験で「**オレイン酸は脳卒中マウスの寿命を約四〇％も縮める**」ことが判明したのです！　つまり寿命を一五％縮めたリノール酸より、単純計算でも二・七倍も有害なのです。

キャノーラ油とは、最近よく耳にする。これは菜種油からイオウ化合物を取り除いて精製したもの。

「カナダで授乳期の乳牛に、このキャノーラを与えたら、食べた牛がかなりの頻度で死亡した」(奥山教授)。

さらに、キャノーラ油には、①腎炎促進、②二世代生存率が低い、③子豚に鉄剤を注射すると、キャノーラ群はほとんど死んだ……などショッキングなデータがある(『薬でなおらない成人病』黎明書房　参照)。

買ってはいけない市販サラダ油

自然療法専門医のJ・フィネガン博士も「悪い油が、アレルギー、心臓病、ガン、関節炎、慢性疲労などを引き起こす」と警告。さらに、ドイツのブドウィック博士も「現代風食用油(サラダ油)が、ガン、心臓病、糖尿病などの病気を引き起こす。現代人は〝危険な脂肪〟に囲まれている」と注意を促す。

これら市販油のほとんどがヘキサンなどの「溶剤抽出法」で製造されているため、さらに有害性が強まる。溶剤は揮発させるのだが、工程で歪んだ分子構造のトランス脂肪酸が発生してしまう。その他、不純物を除去するために水酸化ナトリウム、シュウ酸、劣化防止にクエン酸、脱色剤に酸性白土、混入したたんぱく質など除去にリン酸、泡立ち防止にシリコーン樹脂まで使用している。さらに大手メーカーは〝精製〟と称して、ベニバナやコーンなど原料からビタ・・・・

ミン類など根こそぎ抽出し奪ってしまう。そして「サラダ油」のできあがり。〝横取り〟したビタミン類は、総合ビタミン剤の原料に回す。何も知らない消費者は「精製サラダ油」と「ビタミン剤」を売り付けられ、ようやく元のコーンの栄養に近付くという笑い話……。

発ガン花王エコナ、殺人トランス脂肪酸

知らぬは日本の消費者ばかり

市場から突然姿を消したオイルがあります。それが、花王エコナです。

一九九九年新発売。「脂肪がつきにくい」と有名女優がテレビＣＭで健康オイルとほほ笑み、さらに特定保健用食品（トクホ）にまで指定されていたオイルです。ところが、二〇〇九年、その主成分ＤＡＧ（ジアシルグリセロール）に発ガン性促進作用が判明。正体は〝有毒オイル〟だったのです。

さらに新たな発ガン物質の混入も確認されました。それはグリシドール脂肪酸エステルという発ガン物質で、その濃度は通常の植物油の約一〇〇倍。それは、厚労省の研究班も確認しており、ついに花王は二〇〇九年、出荷停止に追い込まれたのです。

アメリカではキラー・オイル全面禁止

もう一つの殺人油がトランス脂肪酸です。最も多く含まれる食品がマーガリンです。欧米での別名はズバリ〝キラーオイル〟。不自然に水素を添加してプラスティックのような組成にしているため、別名〝プラスティック・オイル〟と呼ばれています。

それは、心筋梗塞、狭心症などの心臓病を引き起こし、認知症の原因となることが判明しています。さらに突然死、糖尿病、肥満、高脂血症などの原因になると警告されているのです。すでに、ヨーロッパ各国では、マーガリンなど実質禁止されています。二〇一四年にはアメリカでもトランス脂肪酸は全面禁止となりました。

つまり、欧米ではマーガリンは、消滅したといっても過言ではありません。

しかし、これら事実は、日本ではまったくといってよいほど報道されません。そうして、トランス脂肪酸タップリのマーガリンやショートニング使用のクッキーが堂々と売られているのです。まさに、知らぬに日本人ばかりなり。

無知なる日本の消費者は、徹底的に愚民化されているのです。

揚げ物に強烈発ガン物質アクリルアミド発生

ポテトチップス、発ガン物質一二八〇倍の恐怖

このように台所の油が、じつはガン、アトピー、喘息や短命などなど……の隠れた犯人だったのです。さらに油には戦慄の側面があった。

それが、ポテトチップスやポテトフライの恐怖。英国食品基準局（ＦＳＡ）リポートは「ポテトチップスやシリアル（穀物を潰したもの）を油で揚げると発ガン物質〝アクリルアミド〟（ＡＡ）が大量に生成される」と警告。〝アクリルアミド〟は、ほんらい合成接着剤や塗料などに使われる化学物質。呼吸で吸ったり、皮膚から体内に入ると「手足のしびれ」「歩行障害」「生殖機能への影響」などが起こる。さらに、発ガン性もケタ外れ。投与実験では乳ガンや子宮ガンが報告されている。国際ガン研究機関の規定では、五段階中、二番目に高い２Ａ（おそらく発ガン性あり）にランク付け。日本でも〝劇物〟指定されているほどの毒物です。

二〇〇二年五月一七日のＦＳＡ発表でパニックは全世界に広がった。

ポイントは――

①油で揚げた食べ物には、かなりの量の〝アクリルアミド〟が生成される。

②揚げる時間が長いほど発生。

③温度が高いほど生成量は多い。

それはWHO（世界保健機関）の飲料水基準値の一二八〇倍にも達した。油はオリーブオイルを使い、約一五分間揚げただけで、これほど驚倒する値の発ガン物質が生成されたのです。

“油で揚げる”高熱が生成原因だった

FSA研究者も「あまりに高濃度なのにおどろいた」。

同様にシリアルで実験しても、やはり油で揚げたものに、高濃度“アクリルアミド”が生成。

スウェーデン研究機関リポートでも、ポテトチップス、ビスケット、パンなど油で揚げるお菓子から、のきなみ高濃度の“アクリルアミド”を検出。たとえば**一袋のポテトチップスに含まれる“アクリルアミド”量は、WHO基準値の五〇〇倍。ファストフード店のフライドポテトからも約一〇〇倍も検出**した。

その後、“アクリルアミド”生成の謎が解けた。

原因は“メイラード反応”と呼ばれる化学反応。穀物などに含まれるアミノ酸の一種“アスパラギン”と“糖”の間で起こる。穀物を一二〇度以上の高温で揚げると、この“メイラード反応”が起こり、“アスパラギン”が“アクリルアミド”に変換される。ポテトチップスやポテトフライなどから高濃度で“アクリルアミド”が生成されたのも、ポテトはずば抜けて“アスパラギン”を含有するからです。一二〇度の高温になるのは、油で加熱したフライしかない。

ＦＤＡは一日当たり〝アクリルアミド〟摂取量を「一二マイクログラム以下に抑える」と勧告。ところが二八ｇの小袋ポテトチップスから米食品医薬品局（ＦＤＡ）許容量を上回る二五マイクログラムが検出されているのです。

「揚げもの大好き家族」は短命です

フライやテンプラを揚げるときの油の温度は、普段の自然界には存在しない。

犯人は〝高温〟だった。揚げもの大好き人間は、短命です。その原因はリノール酸過多、有害オレイン酸、酸化による「活性酸素」（フリーラジカル）などに加えて、〝メイラード反応〟があります。ポテトチップスやスナックなどは、ほとんどが油で揚げたもの。これらは、もう食べないほうがよい。外食は揚げものが多い。これらも、できるだけ避けたほうが賢明。テンプラなど揚げものも、たまに食べるくらいにしましょう。

かしこい、油との付き合い方は――

①シソ油などα-リノレン酸系にシフトする。

②使う量はできるだけ控え目に。

③市販サラダ油（リノール酸系、オレイン酸系）は買わない。

④胡麻油、菜種油、オリーブ油などは少な目に調味料として。

⑤溶剤抽出法の油は避ける。

⑥昔ながらの製法の油を求める。

——昔、油は貴重品だったという。一滴一滴を大切に使った……その原点にもどるときかもしれない。

★なるほど！耳よりヒント

腹六分で二倍長生き　「腹八分で医者いらず、腹六分で老いを忘れる……」。これはヨガの教え。カロリー七割に制限したサルはガンの発生率が明らかに減り、動脈硬化など老人病の発生も少なく、一〇割食べた飽食ザルの二倍生きた（米国立加齢研究所）。ネズミ実験では〝腹六分〟ネズミは〝タラフク〟ネズミの二倍以上生存して研究者を驚かせた（九州大、南フロリダ大、共同研究）。

⑪ しょうゆ
――本物は琥珀の芳香立つ

●おすすめは「国産」「有機」「丸大豆」「無添加」
●さらに「二年熟成」「NO遺伝子組換」ならベスト
●本物をドカンとまとめて買いおきしよう！

アミノ酸しょうゆの原料欄に「人毛」

もう、二三年以上前のことです。

わたしが日本消費者連盟のスタッフだったときのエピソード。若い新聞記者が、何か面白いネタないですか？　と聞いてきた。

ちょうど面白いテーマを追っていたので、かれにクイズを出した。

「床屋さんへ、髪の毛を回収にくる業者さんがいます。さて、次の職業のうちどれでしょう？　①カツラ屋さん。②人形屋さん。③佃煮屋さん」

若い記者は首をひねっているので「正解は、③佃煮屋さんです」といったら「エーッ！」と素頓狂に驚きの顔。実は人間の髪の毛は、合成しょうゆの原料となるのです。正式にはアミノ酸しょうゆという。わたしも業界筋からこの話を聞いて、ほんとうかと思って専門書などをひもといて調べてみた。

するとと「醤油製造」の解説には、ちゃんと〝アミノ酸しょうゆ〟の項があり、その原材料の一つに〝人毛〟と明記されていた。わが目を疑った。業界筋によれば「アミノ酸しょうゆは、業務用に使われています。市販の佃煮の味付け、着色に使われたり……」とのこと。そこで、冒頭の若い記者さんへのクイズとなったわけです。

「よそが書かないから書けない……」

そのリアクションも書いておかねばなるまい。

その記者クンは「エーッ！　そりゃあ、面白い」と身を乗り出しかけて「あ……やっぱりダメだ。まっずいなァ……。書けないっすよ」と唇をかむ。エッ……どうして、とかれの顔をのぞきこむ。

「だって、まだどこも書いてないっスから」

これにはアングリ、目がテンになった。新聞記者の口から「よそが書いてないから書けない……」という言葉が出たのである。この若い記者は、〝スクープ〟という言葉の意味を習わなかったのか。ちなみにかれは朝日の若手記者だった。朝日新聞は、だいじょうぶか？　と、心配になった。

「他社が書かなければ書かない……」は、日本のマスコミの不文律になっているようだ。そして「みんなで書けば怖くない」と、ばかりに一斉に殺到して餌食にしてしまう。

インド人の髪の毛を原料に輸入！

さて、この朝日新聞の記者をも驚かせた〝人毛しょうゆ〟。わたしは戦後の食糧難のときの苦肉の代用品で、いまは、まさか作ってはいまい、と思っていた。

ところが、わたしの先輩ジャーナリスト、平澤正夫さんの『これを食べよう、うまいぞ安全!!』（講談社＋α文庫）の中の「かくし味／インド人の髪がしょうゆに」という見出しが目に飛び込んできた。

消費者運動にたずさわる知人の話として紹介している。その内容は……ある弁当屋の倉庫で、しょうゆの入った一斗缶があった。大手製薬会社の名の『〇〇醤油』というブランド。製造元の住所がなぜか郵便局止。そこで製薬会社に問い合わせると〝関連会社〟の製品であると判明した。ところが、その会社は住所や電話番号すら明かさない。知人は郵便局に問いあわせてみた。すると「……その会社は、インドから荷物がくる。また、あやしげな物の廃棄物もあるとかで……」と声をひそめた。

日本人の髪は染毛剤などでつかえない

平澤さんは、こう記す。

「しょうゆのなかでも、いちばん粗悪なものは、たんぱく質に塩酸をくわえ、加水分解してとったアミノ酸を原料にする」

アミノ酸しょうゆは、いまも生き延びていた。

「そのアミノ酸の出所が問題で、ウシやブタの血液とか、かつらの材料にした頭髪ののこりものを使うことがある。日本人の髪は、整髪料や染色剤を多用するので、ダイズを原料にしないで化学的におこなう前処理に手間どる。中国人の髪も最近は日本人なみになりつつあり、いまやインド人のが好適らしい」（平澤さん）

髪の毛しょうゆは街の弁当屋へ……？

わたしは、三〇年以上前、この〝人毛しょうゆ〟のことを知り「アウシュビッツまで、あと一歩……」と書いた。しかし、その後も、二歩も三歩も進んでいるようだ。平澤さんは「……髪の毛しょうゆは、駅弁とか巷の弁当屋の弁当に使われるのではないか」と推理する。「しょうゆにかぎらない。いわゆる業務用の食材はいちいち表示されないので、消費者のブラックボックス。ミステリー以上にゾッとする実話が無数にころがっているだろう」。

こんな、ソラ恐ろしい〝しょうゆ〟モドキが出回ると、そもそもほんらいしょうゆとは、どうしてできるものかも、あやふやになってしまう。

悪くすれば、悪貨が良貨を駆逐しかねない。

ほんものの原点を、もう一度、しっかり確認しておこう。

大豆のうま味、小麦の甘味……発酵の妙

ほんらい、しょうゆの造り方は――

（本醸造しょうゆの製法）①大豆を蒸す→②小麦を炒り砕き混ぜる→③種麹《こうじ》を加え混ぜる→④適温で寝かせる→⑤「しょうゆ麹《こうじ》」となる→⑥タンク内で食塩水と混ぜる（諸味）→⑦発酵が進み熟成させる→⑧諸味を絞り液をとる（生揚げ）→⑨加熱する→⑩容器詰めして出荷。

まず、なぜ、大豆と小麦を原料とするのか？

大豆は、たんぱく質が豊富である。小麦にはでんぷん質が多い。たんぱく質は、タンク内部で食塩水に溶けるとうま味成分であるアミノ酸に変わる。これが、しょうゆのうまみの元となる。また、小麦やコメは、でんぷん質がブドウ糖に変わる。

つづいて、カビの一種、しょうゆ麹《こうじ》のなかの麹《こうじ》菌が含む酵母や、乳酸菌が、これらアミノ酸やブドウ糖を盛んに食べる。すると、その生命活動から、しょうゆの①香り、②酸味、③渋味、④色沢が醸し出されてくる。それに⑤大豆のうまみ、⑥小麦の甘味、⑦塩の辛味……などなどが渾然一体となって、あのしょうゆの深い風味が生まれてくる。

これらが深い滋味芳香を生み出すには、じっくりと長い熟成期間が必要だ。

普通の本醸造しょうゆは六か月ほどで出荷する。しかし、良心的なメーカーは一年以上は熟成させる。

八六％が脱脂大豆（油カス）を原料に

かつて、業界最大手のキッコーマン㈱が、「丸大豆醤油」を新発売したとき、業界は驚いた。なぜか？　それまで、大手のしょうゆは、脱脂大豆使用が半ば常識だったからです。脱脂大豆は、昔は油カスと呼ばれた。つまり、大豆油をとった後の搾りカス。わたしは小学校のとき、「肥料」の原料に油カスとあり、なんだろうと頭をひねった。それは、つまり、大豆油の絞りカス。一種の産業廃棄物なので、畑のコヤシにするしかなかったのでしょう。しかし、そこには油は抜かれてもたんぱく質は残っている。そこに大手しょうゆメーカーが目をつけ、しょうゆ原料として活用したのです。なにせ、たんぱく質ならブタの血から人間の髪の毛まで、手を出した業界です。搾りカス大豆などは、原材料としては〝高級〟なほうだった、のかもしれない。

大手でも原料「丸大豆」と表記していない商品は、いまだ、脱脂大豆（油カス）なのです。

日本は世界最高の〝発酵食品〟王国

しょうゆを英語で〝ソイソース〟と呼ぶ。〝ソイ〟とは大豆のこと。だから原料は、一〇〇％ほんものの大豆（丸大豆）であってほしい。

「発酵させて味に深みをつけ、よりうまく食べる方法にかけて、日本人ほど、優れた技術をもった民族はいないだろう。味噌、しょうゆ、納豆、日本酒、酢、塩辛、鮨、漬けもの、甘酒……みな比類のない傑作ばかりである」。古代食研究の第一人者、永山久夫氏は自著『たべもの古代史』（新人物往来社）で、絶賛している。

「……漬けものや鮨につけるしょうゆや味噌など、基本的な調味料のうまみは、アミノ酸であり、このアミノ酸を、日本人は二〇〇〇年以上も前からとり続けてきた」

さらに永山氏はこう言う。

「……味覚構造が、アミノ酸のうま味を土台にして出来ており、体の芯までしみこんでいるため、味噌やしょうゆの匂いにふれないと、不安になって落ち着きをなくしてしまう原因になっている」

ルーツは「穀醤《こくびしお》」にさかのぼる

この世界に誇る調味料ソイソースのルーツは、どこにあるのでしょう。

古代人は、その各々の生活体験から、さまざまな発酵食品をつくりだしてきました。

しょうゆのルーツは、おそらく記録に残る「穀醤《こくびしお》」でしょう。これはヒエ、アワ、コメ、ムギ、大豆などの素材に塩や酒などを加えて発酵されたもの。味噌やしょうゆの先祖という。そのまま、なめたり、調味料として使った。

しょうゆは、大豆をアミノ酸の原料として発酵させたもの。アジアには、他に肉を発酵させた「肉醤《ししびしお》」が伝わります。鳥や獣の肉や内臓を塩蔵して発酵させたもの。同様に「魚醤《ぎょしょう》」は魚、貝、タニシなど魚介類や香辛料と漬け込んだ物。「草醤」なるものも。これは、野菜、果実、野草などを塩、酢、糟などで漬けた。こうしてみると、古代人は、現代人よりはるかに創意豊かで、栄養と風味満点の食材・調味料をつくりだしていたことに感心します。人間の髪の毛を、密かに原料とするような行為が、いかに破廉恥なことかが、あらためてわかる、というものです。

ああ……戦後、ニセモノしょうゆがゾロゾロ

さて、しょうゆをめぐる不正は、〝人毛しょうゆ〟〝脱脂大豆〟だけではない。

敗戦後に生まれたのが〝化学しょうゆ〟。ほんもののしょうゆでは麹《こうじ》菌や酵母の作用で、たんぱく質を加水分解してアミノ酸とする。ところが、その加水分解を塩酸でやってしまう方法が〝開発〟された。これを、アミノ酸液と呼ぶ。このアミノ酸液八〇％未満、本醸造しょうゆ二〇％以上を混ぜたものが〝アミノ酸液混合しょうゆ〟。わずか二～三日でできてしまう。伝

統的本格しょうゆは六か月から一年かかるのに、アッという早業。要領のいいメーカーは、このインスタント〝化学しょうゆ〟に殺到した。原材料は、ブタの血であろうとたんぱく質であれば何でもOK。そこで〝人毛〟までもが、かきあつめられたという次第なのです。さらに腐りやすいのでソルビン酸や安息香酸ナトリウムなどの合成保存料がブチこまれた。しかし、政府は「少なくとも人体の一部を食用原料としてはならない」くらいの禁止令は出すべきであった。ほっておけば、文字通り、人間の脂で石鹸までつくったというアウシュビッツまで、行ってしまいそうです。

「国産」「有機」「丸大豆」「無添加」……を

わたしが「これが本物の香りか！」とカルチャーショックを受けたしょうゆがある。それが、和歌山県御坊の堀川屋野村の三ツ星醤油。手作りで二年熟成するという。

小皿に注ぐと、奥深い香りが室内を満たすのでは……と思うほど馥郁《ふくいく》と立つ。

このような本格派の伝統しょうゆで、調味した料理こそが、本物の日本料理といえる。ニセしょうゆで作ったら、料理までニセ料理になってしまう。

せめて、口に入るものくらいは、徹底的にこだわって本物を揃えたい。おなじ一回きりの人生だから、ニセモノにだまされる暮らしは、悔しいだけだ。

ベストは「国産」「有機」「丸大豆」で「無添加」「二年熟成」であろう。当然「遺伝子組替大豆不使用」……。これは！　と思うものを見つけたら一万円分くらい、ドーンと買い置きして置こう。日々の料理に、本格しょうゆの滋味芳香が立ち、和食の味わいの奥深さを堪能できるだろう。

★なるほど！耳よりヒント

味噌が放射性物質を排出　マウスの実験で、味噌が発ガン性の高い放射性物質を排出させることが証明された。一〇日前から味噌を食べさせていると、有毒な放射性物質を体内に入れても三時間で、その半分を排泄したのです（広島大原爆放射能医学研究所、伊藤教授）。

12 麸《ふ》

——たんぱく補給の超優れ保存食

●スピード調理で高栄養の食材です
●もっと食べたい世界最高の即席食品
●消化吸収九八％……あらゆる料理に大活躍
●ベジタリアンの〝フェイク・ミート〟にも——

䴸《フスマ》は食べられないが……

「これからは、フスマも食べましょう！」

ある講演会の壇上でこうブッと、最前列の年配のご婦人が仰天、絶句した。

「フ……フスマをですかッ……？」

どうやら、建具の襖《フスマ》と勘違いなさったようです。

フスマとは小麦を粉にした後に残るカスである。ムギカス、カラコ……などとも呼ぶ。

牛や馬のエサに与えることが多い。お米でいえば糠《ヌカ》にあたり、栄養価は高い。だから「フスマを食べよう！」と言ったのですが、年配婦人ですら目をむく。

つまりフスマは、もはや現代では死語となっているようです。

このフスマは漢字で「麸」を当てる。別名、麸《ふ》です。

「――麸《ふ》：①小麦の皮の屑。洗粉に用いた。ふすま。②小麦粉から取り出したグルテンを主材料とする食品。生麸《なまふ》と焼麸《やきふ》とがある」(『広辞苑』)

小麦粉の水練りで「麸《ふ》が出る」

麸《ふ》の発見は、小麦粉に水を加えてかき混ぜることから始まった。かき混ぜているうちに、だんだん粘りが強くなってくる。これを、古来「麸《ふ》が出る」と言う。小麦に含まれるたんぱく質グルテンが、水を含んで活性化してくる。麸《ふ》の誕生です。

あなたもできる、つくりかたは?

①小麦粉を水で練って団子状にする。
②団子を多量の水で洗う。
③でんぷん質が流れだし水が白濁する。
④何回か水を取り替えて洗う。
⑤ゴム状のグルテン(小麦たんぱく質)が得られる。
⑥柔らかくなったら水を切る。

⑦生麸《なまふ》のできあがり。
⑧好みの大きさに切って料理につかう。
⑨焼くと焼麸の完成。
グルテンは、糊、人造肉（フェイク・ミート）……などの原料にもなる。

また、焼麸《やきふ》も直火焼き、蒸し焼き……で異なった種類の焼麸（やきふ）ができあがる。

グリテニンとグリアジンが結合

この伝統食品、麸《ふ》は平安時代に中国から伝来したという。

それほど古来より日本庶民の日常生活になじんできた伝統食品なのです。当時の小麦製粉技術でできたのは全粒粉でした。そこから、たんぱく質等の栄養成分を取り出し、さまざまに加工した先人の知恵は、驚嘆に値します。

グルテンとは植物性たんぱく質の一種で小麦など植物の種子の中に存在します。水溶液は灰褐色で粘りがある。グルテンそのものには弾力性がありウドンやラーメンなど麺類の〝コシ〟の決めて。小麦粉に含まれるたんぱく質の約八五％を占める水不溶性のグリテニンとグリアジンの粒子が、吸水し膨脹した状態でこね合わせると、互いに結合してグルテンが生成される。

グリテニンは、グルテンに固さをあたえ、グリアジンは柔らかさをあたえる。グリアジンは粘りの結合材として働くのです。こうしてグルテンは網目状の弾力性のある構造体となる。このグルテンこそが、麸《ふ》の主原料なのです。よって、グルテンは別名、麸素《ふそ》あるいは麸質《ふしつ》と呼ばれます。

小麦粉をねってグルテンを取り出す

まず、原料は強力小麦粉（あるいは準強力粉）をつかう。

強力粉は、たんぱく質含有率が一一・五〜一三・〇％と最も高い。水を加えてこねると形成されるグルテン（ウエット・グルテン）の量が約四〇％と非常に多い。準強力粉は、たんぱく質量がやや少なくグルテン量は約三五％ほど。いずれも澱粉と分離させて、グルテン成分をとりだす。それを十分に練り合わせたものが生麸《なまふ》です。それに、小麦粉、モチ米などの〝合わせ粉〟を混ぜてこね、焼きあげる。これが焼麸《やきふ》です。

シンプルな製法からわかるように、そもそも食品添加物は、いっさい不要なのです。

生麸《なまふ》から栗麸《くりふ》、粟麸《あわふ》、蕎麦麸《そばふ》……へ

生麸《なまふ》とは、読んで字のごとく焼いたり、乾かしたりしていない麸のことです。つまり小麦グルテンそのもの。生麸《なまふ》は、見た目も味わいも、やわらかいモチに似ている。よって原形は餅麸《もちふ》と呼ばれる。それに季節や用途によって、いろいろな細工がされてきた。

たとえば、生麸《なまふ》に栗を混ぜて蒸したものが、栗麸《くりふ》。ヨモギを混ぜて緑色に香り高くしたもの

はヨモギ麩《ふ》として賞味された。さらに粟麩《あわふ》、蕎麦麩《そばふ》など京料理で考案され、その奥行きを深くしていったのです。

「生麩《なまふ》をサラダ、酢のものなどにつかうときも一〇～一五分水ゆでしてつかうと、一層やわらかく、なめらかで美味になります」㈱マルヨネ）とのこと。

生麩《なまふ》は、煮るときには煮立てないのがコツ。焼麩と異なり煮崩れしやすい。また火が強すぎるとスが立ち、風味が落ちる。和紙、パラフィン紙などの〝紙フタ〟をして、弱火で静かに煮て、汁の味を煮ふくめる。

このように生麩《なまふ》は料亭、料理屋などで用いられてきた。ただ保存性が劣るため、我々がスーパーなどの棚でお目にかかるのは、すべて、焼麩《やきふ》です。

こんなに色々……麩の種類

▼**車麩《ふ》**　直径七～八㎝と大ぶり。中心が空洞で、文字通り〝車輪〟のように見える。膨脹剤などいっさいの食品添加物を使わずに、グルテン自身の膨脹力を利用して焼き揚げる。水にもどし、手のひらでかるくしぼり、好みの形に切ってもよい。製法を見ると、なかなか手数がかかっているのだ。

▼**玉麩**　ころころ丸い形にしあげたもの。

▼**すだれ麩《ふ》**　生麩《なまふ》を平たく、すだれのように伸ばしたもの。

▼**花麸**　棒状にして中央に食紅など、きれいな色を付けている。桜麸、梅麸、竹麸、紅葉麸……などがある。小口で切って煮物、吸い物の彩りとした。
▼**庄内麸《ふ》**　庄内地方で独自に発達。板状に伸ばした形が特徴。
▼**観世麸《ふ》**　板状の生麸《なまふ》を巻いて焼いた。切り口が鳴門状。
▼**小町麸《ふ》**　京都で生れ、育った上品な小ぶりの麸《ふ》。
▼**刻み板麸《ふ》**　つぶしたパンの耳風。お椀の底にいれて味噌汁や吸い物の具などによし。
▼**あげふ（揚げ麸）**　生麸《なまふ》を油で揚げたもの。精進料理のひとつ。
▼**金柑麸《ふ》**　ミカンの一種、金柑の型に似せた麸である。お寺などで料理に用いた。
▼**銀生麸《ぎんしょうふ》**　生麸《なまふ》のなかでも、色がきわめて白く最上級のものを、こう呼んだ。
▼**正麸《しょうふ》**　小麦粉をこねて水洗いし、分離して沈殿させた澱粉のこと。このまま寝かして、糊としても用いる。
▼**津島麸《つしまふ》**　生グルテンをゆでて、冷水に放したもの。

離乳食、胃弱、産婦、老人食……にも

「……現在、食生活でも、やきふ（焼麸）の価値が見直され、とくに多量に含まれている植物性たんぱく質は、今日の食肉中心の食事では血液を中和する作用にもすぐれています」

これは、麸《ふ》専門メーカー飯島食品㈱山梨県東山梨郡）の商品メッセージ。さらに「また幼児の離乳食、胃弱、高血圧、産婦の方、老人の栄養食（歯でかまなくても、胃だけで充分消化吸収する）、若人のレクレーションのお供に（たんぱく質の長期保存、携帯保存に便利、衛生的）、最適な食品です……」。

ナルホド……餅は餅屋ならぬ麸《ふ》は麸《ふ》屋。商品の特性、セールス・ポイントをみごと完結にまとめたものです。

「……伝統の技術を持った職人が食べやすく、使いやすくを願い一つ一つ手焼した衛生的で多種多様な料理が簡単に楽しめる廉価な自然食品です」

ちいさな食品メーカーの、つつましやかなメッセージ、思いがこめられています。

消化吸収率九八％……超栄養食品だ

麸《ふ》というと、その言葉の響きからなんとなく頼りない感じを受ける。

袋を手にもっても拍子抜けするほど軽い。だから、数ある食材のなかでも、かるくみられがち。しかし、この麸《ふ》は調べるほどに、ただものではないことがわかる。

まず純正の植物性たんぱく食品。昨今、ベジタリアニズム（菜食主義）が栄養的に、健康的に、さらに環境的にもベストの食スタイルであることが、国際的に立証されている。肉や卵、牛乳などの動物性たんぱく質より、植物性たんぱく質のほうが、はるかに優れた栄養源であることは、もはや論を俟たない。

栄養価は：一〇〇g当たり

①エネルギー：三四七キロカロリー、②たんぱく質：二六・八g、③脂質：三・三g、④糖質：五二・六g、⑤ナトリウム：三七mg、⑥灰分：〇・七g、⑦食物繊維：四・八g（飯島食品㈱：小町麸の栄養分析表）

きわめてバランスのとれた栄養食品であることがわかる。焼麸《やきふ》は、さらに消化吸収率が九八％以上と驚異的。よって、赤ちゃんの離乳食や、歯が不自由なお年寄りの食事、さらに病人食にも、きわめて優れる。

あきれるほどカンタン料理法

食べかたも、あきれるほどにカンタンです。

▼味噌汁　味噌で味付けする前に、そのままナベにいれる。それだけ……。

▼お吸い物　やはり、味付けする前に、ナベにいれる。

さらに早わざを伝授。学生や独身サラリーマンなど、市販のインスタント味噌汁、吸い物を愛用の向きも多かろう。あれは化学調味料のエキスみたいなもので、おすすめできない。お椀に味噌をクルミ大入れ、スライスしいたけ三、四枚、とろろ昆布ひとつまみ（または刻み昆布）、さらに刻みネギ、麸をいれ、できたらスライサーで千切り大根、人参を少々。それに、日本酒かみりんをたらして隠し味。グラグラ熱湯を注いで、かき混ぜれば蓋をして一分弱。一流料亭なみの香り高い味噌汁ができあがる。吸い物なら味噌のかわりに塩少々。

▼煮物　麸《ふ》を水にひたし、かるくしぼり、味が染み込むまで煮る。

▼酢のもの　水に十分にひたし、かるくしぼってキュウリもみ、ワカメなどと混ぜ合わせ三杯酢（酢、しょうゆ、みりん）で味付けする。

▼サラダ　麸《ふ》がサラダに……とビックリするなかれ。水にもどしかるくしぼって、サラダの具に、いろいろ試してみよう。

▼卵とじ　だし汁を多めにつくり、水にひたし、かるくしぼった麸を加え、卵をといてかけ煮る。

▼麺類　ラーメンからウドン、そばまで、麸《ふ》は、たんぱく源として大活躍。肉やたまごを入れるより、健康面でははるかにおすすめだ。麸《ふ》がスープ、汁を吸うので、多めにすること。

▼即席スナック　麸《ふ》を弱火で焼いてバター、マヨネーズなどを付ける。栄養満点の軽食となる。

▼酒のツマミ　麸《ふ》を油で三秒ほどカラリと素早く揚げる。塩、コショーで味付けするとビールなどのおツマミとして楽しめる。

高級料理にもチャレンジしてみよう

麸《ふ》は、ただ味噌汁などだけで味わうには惜しい。

少々、凝った料理を紹介しよう。

▼**東坡豆腐《とうば》**　砕いた焼麩を衣にした、古来より伝わる精進料理。唐の詩人、蘇東坡が好んだという故事から、この名がついた。半端な歴史ではない。

①焼麩《やきふ》は、荒い目のおろし金で下ろすか手で荒くむしる。

②木綿豆腐をふきんでくるみ、まな板二枚にはさみ、約三〇分後に水気を軽くしぼる。

③豆腐一丁を八等分し、上面に刷毛でしょうゆをひと塗り。下味とする。

④豆腐に小麦粉をまぶし、溶き卵をつけ、焼麩衣をまぶす。

⑤一六〇～一七〇℃の油で淡いキツネ色に揚げる。豆腐が浮いてきたら引き上げる。

⑥しし唐辛子に切れ目を入れ素揚げして、つけあわせとする。

もみじおろしとつけだし（だし2カップ：みりん1／4カップ：しょうゆ1／4カップ、追いかつお一〇g）でいただく（『つきぢ田村のお惣菜』成美堂出版、参照）。

精進料理とは、日本に伝わる生粋のベジタリアン料理である。豆腐やガンモドキなど他の素材と麩《ふ》のコンビネーションを楽しもう。

ベジタリアンの〝フェイク・ミート〟料理に

菜食主義者もステーキやハンバーガーを楽しんでいる……と言ったらビックリするでしょう。ベジタリアン向けの食材コーナーには〝フェイク・ミート〟商品も並んでいる。日本語に訳すと偽肉製品。見た目、歯応え、風味……まるで肉そっくり。ただし、コレステロールや動物脂肪、動物たんぱく質ゼロの超健康食品。主成分は、大豆や小麦などの植物たんぱく質なのだ。そこで麸《ふ》の登場となる。成分は弾力、粘りのあるグルテン。さらに豆腐などの大豆たんぱく質と細かく混ぜて練れば肉も顔負けの風味が楽しめる。

たとえば〝肉〟風シチュー。子どもはクリームシチュー、ビーフシチューなど大好き。しかし、肉食の弊害は子どもの頃から始まる。肉の代わりに高たんぱくの麸を入れてあげよう。直火焼きの車麸《ふ》、板麸《ふ》などがコシが強い。ギュッとしぼって入れて楽しもう。

麸《ふ》は一見、地味で目立たぬ食べ物です。しかし、その底力と千変万化ぶりは、かくのごとし。とくに古人の創意工夫には驚嘆するほかない。この麸《ふ》にこめられた食文化の奥深さを、現代人は襟《えり》を正して見直すべきでしょう。なにしろ、平安時代から日本人が、日々食してきた味わいの世界なのです……。

13 ドライフルーツとナッツ
——古代からのスーパー健康食品なのだ

●少量？で超栄養すぐれものの保存食
●これぞ真の栄養補助食（サプリメント）
●サラダ、シチュー、毎日の料理に生かそう！

干し柿

日本の代表ドライフルーツ

ドライフルーツと聞いて、干し柿をすぐ思いつく人は、少ないだろう。

私はパッと目に浮かぶ。これぞ、日本の代表的ドライフルーツかつ保存食。ドライフルーツは果物の乾物です。まず、日本の干し柿。これには食べられない渋を抜くというアイデアもこめられている。渋柿の皮をむいて藁縄の目に一個ずつ止める。軒下などに下げる。まるで壁一面が柿色の簾《すだれ》で覆われじつに圧巻。日本のどこでも見られる秋の風物詩でもありました。

その歴史は古い。九二七年、「延喜式」にも干し柿の記載が見られる。

天日乾燥で二〇日から三〇日かかる。一口で顔をしかめるほどだった渋柿が、えも言われぬ甘さになるのも不思議。その他、人工乾燥もあると知っておどろいた。三五~四〇℃という乾燥室で、こっちは七日のインスタント干し柿。ただ乾燥が均等になるよう、乾燥機の中で移動させたり、手でもんで中心部の水分を外に追い出すなどの手間はかかる。

和菓子、和風料理の食材に

また、現在の市販干し柿は、大半が乾燥前に、燻蒸室などの中で、一立法メートル当たり二〇gの硫黄を燃やし約二〇分間燻蒸している。これは褐変防止と殺菌のためという。なるほど、田舎の祖母が作っていた干し柿は、一部カビたり、黒ずんだりしていたが、最近の干し柿は、ほんとうにきれいなので感心する。しかし、昔は、こんな処理はしていなかったはず。昔ながらの野趣ある製法を大事にして欲しい。その他、竹串に刺した串柿。糸などに吊した吊し柿など。面白いのは巻き柿。これはむいた柿をワラを敷いた樽の中に八日間寝かせる。表面に白い粉をふく。これはブドウ糖、果糖の結晶。この状態を枯露柿という。その種を抜いて一〇個ほどを抱き合わせてワラに包み、周りを縄で巻いたものが巻き柿。丸い筒状で表面は白く、輪切りにすると茶褐色バームクーヘン状。御茶菓子としても高級品です。干し柿は、このように和菓子、柿ようかん、柿なますなどの和風料理の食材としても活躍してきた。

「乾燥」は栄養強化の〝加工法〟

さて、なぜ、渋い味の柿が、乾燥させると甘くなるのだろう?

これこそ、ドライフルーツの神秘。

「――果実は収穫後も呼吸を続け、酵素活性も続いているため、品質の劣化が進む。また水分含有率が八〇%以上と多く、微生物の繁殖による腐敗もおこしやすい。乾燥は水分を少なくして、微生物の繁殖による腐敗を防ぎ、酵素の活性を抑えて、貯蔵性を与える加工法である」(『食材図典Ⅱ』小学館)。

なるほど……。腐敗、劣化を防ぐ理由はわかった。しかし、なぜ、渋い柿が、甘くなったのだろう?

それは「乾燥中に芳香成分の散逸、色素の退色、酵素や糖とアミノ酸による褐変、たんぱく質、多糖類の変性による果肉の物性の変化などが起きるため」。

早くいえば、乾燥により酵素、たんぱく質、糖分などが変化する。よって生鮮な時とは、まったく違った見かけ、味わいになる。これは干しいたけやカツオブシ等、他の乾物にもいえる。「乾燥」も、一つの栄養強化の〝加工法〟なのです。たとえば、柿は干し柿にするとビタミンAが約二倍になることなどもその一例といえます。

きれいなら亜硫酸塩残留に要注意

「酸化酵素などによる褐変を防ぎ、果実の色を残したきれいな製品に仕上げるには、硫黄で燻蒸したり、亜硫酸ソーダや二亜硫酸ソーダなどの亜硫酸塩液に浸してから、乾燥する」(同)。どうして、こんな余計なことをするのか？　乾燥したら褐色になるのは、当然でしょう。消費者は「果実の色を残したきれいな製品」など望んではない。亜硫酸塩の残留したドライフルーツなど不自然だ。しかし、つくるときに硫黄や亜硫酸塩で処理しているか、どうか見分けるのは困難。最近、食品表示がやかましい。なら、ドライフルーツも「硫黄燻蒸処理」「亜硫酸ソーダ液使用」とか、工程表示を義務づけるべきです。

干しブドウ

「畑のミルク」の栄養を濃縮

さて、ドライフルーツで二番目におなじみが、干しブドウ。ブドウは、ヨーロッパでは「畑のミルク」と呼ばれてきたほど栄養豊富。それを濃縮した干しブドウは人類最古のドライフルーツ。中近東を中心につくられてきた。現在の大産地は米カリフォルニア州。ついで、オーストラリア、ギリシア、中国など。干しブドウはブドウ糖と各種栄養成分が濃縮された高カロリー食。古代から砂漠の民の携行食として用いられてきた。さらに疲労回復、病中病後の栄養補給など。

干しブドウの栄養価の成分比率（可食部一〇〇g当たり）。

水分は一〇・八g。たんぱく質二・八g、脂質〇・二gときわめて少ないのに、糖質八三・四gとずば抜けて多い。ビタミン類もミネラル分も豊富。

クッキーやパン、サラダなどにつかうことで風味向上とともに栄養強化となる。とくに鉄分が多いので貧血気味の人は毎日少しずつ食べるとよい。

これら干しブドウは、どうして製造するか、ごぞんじでしょうか？

まず、アメリカでは農地に厚紙を敷き詰める。そこに、収穫したブドウを直接並べて天日に当てる。途中でひっくり返して約二週間乾燥。それから日陰に移して、積み上げて約五日間、陰干しして水分を均等にする。これが保存をよくするキュアリングという手法。当然、甘味、香りはぐんと増す。この工程でわかるように乾燥小雨の地理的条件が必要です。

処理・乾燥法あれこれ

テラテラ干しブドウの正体

さて市販干しブドウは、やはり見栄えをよくするためいろんな〝ウラ技〟を使っている。
①ワックス取り：収穫したブドウを九三℃、〇・六％苛性ソーダ液に五秒浸す。表面のワッ

クスを取り、人工乾燥で、水分を飛ばしやすくするためだ。

②**光沢付け**：三％の炭酸水素ナトリウムを添加したオリーブ油に一～三分間浸す。これは光沢をよくしてツヤを出すため。やけにテラテラしている干しブドウやプルーンなど、こうして処理されていたわけだ。

③**熱風処理**：八五℃という熱風を、乾燥機に並べたブドウに吹き付ける。次第に温度を六五℃くらいにまで下げる。一五～三〇時間で完成。……以上は、他のドライフルーツにも普通に行われている加工法だ。

古代の人達は、けっして、このような見掛けと能率のためだけの操作は行わなかっただろう。食品産業の技術者たちは、「これこそ近代的な食品加工技術」と胸を張るだろう。しかし、これら不自然な操作で栄養価、風味だけでなく安全性も程度の差はあれ、失われていると思う。これは、他のおびただしい伝統加工食品すべてにいえる。もう一度、伝統製法への回帰を提案したい。

ブルーベリー

食べた後テレビがクッキリ！

「目にも老化にも効く！」と話題を集めている。

目の疲れの他、高血圧、糖尿病、動脈硬化からガンにまで、卓効あり――という。その効能の源が、あの青紫色のもとアントシアニン色素。この成分は非常に強い「抗酸化物質」であることが立証されている。病気の九割以上は「活性酸素」で起こるということは、最近の医学界の常識。その「活性酸素」の消去物質の一つがアントシアニン色素。ヨーロッパでは一九七六年、「医薬品」として、イタリアで認定されている。

じつは私もカンヅメ執筆中に、乾燥ブルーベリーをつまんでムシャムシャ食べてみた。すると、驚いたことにテレビ画像が、前日よりも、はるかにクッキリ見えた。目に効くというのは、間違いない事実だった。

さらに血管強化作用、食物繊維による腸内浄化作用も確認されている。

「最近、目が弱って……」と嘆く人には、自信をもっておすすめする。

干しリンゴ

スナック代わりにパリパリ

「一日一個のリンゴは、医者を青くする」とは有名な諺《ことわざ》。

また、リンゴの驚異的な抗ガン作用も、最近、再評価されている。豊かなカリウム、食物繊維ペクチン等が血液をきれいにしガンを予防するという。ペクチンは皮に多く含まれているので、乾燥リンゴは最適。その他の効能は、下痢、便秘、高血圧、動脈硬化、頭痛さらに口臭防止、二日酔い、疲労回復と幅広い。毎日、リンゴをむいて食べるも案外大変。そのかわり、干しリンゴをセンベイがわりにパリパリつまむと、これが割合にいける。ポテトチップスなどスナック菓子が病みつきになっている子どもも多い。代わりに干しリンゴをつまむクセをつけさせたい。栄養補給の面からも天と地ほどの差がある。

その他——。おすすめドライフルーツ。

▼ドライプルーン　カリフォルニア州が主産地。干しブドウより繊維分、カリウムが多く、健康食品としても有名。栄養価の他、便秘に効能があるという。

▼干しアンズ　パキスタン等が産地。料理や菓子の原料として使われる。

▼干しマンゴー　タイ、フィリッピンなどが主産地。果肉を亜硫酸液を含む九〇℃の四五%の糖液に六時間浸し、その後、トレイに並べて約四五℃の乾燥機で一八時間乾燥する。

▼干しパイナップル　リング状等にスライス加工して、マンゴーと同様の処理をして完成。

その他、パパイヤ、ナツメ、バナナ、イチジク、クランベリー……などのドライフルーツがある。いずれも、多くは〝近代的〟製法で作られている。メーカーは「安全性に問題はない」と胸を張るだろう。しかし、これまで「問題にされなかった」だけ……ではないのか。「無処理」「天日乾燥」ドライフルーツが現れると、見かけは悪くとも、人気を呼ぶのではないだろうか。

なにはともあれ、ドライフルーツはサラダに混ぜれば豪華版となり、パン、ホットケーキ、ナン、クレープ類に混ぜると、見ためも味わいも楽しい。豆乳ヨーグルトに混ぜても美味！　さらに一皿がグーンと栄養強化される。ルールはないので、好きなものを、好きなように混ぜよう。

森の恵み、ナッツ類

サラダなどに抜群の栄養強化

ドライフルーツに似た食品にナッツ類がある。

これは、まさに木の実、植物の実。そのまま食べられ保存性も高く高栄養なので、はるか古代から食用にされてきた。ただ、中にはドングリなどのようにタンニンやサポニンを含み、そのままでは食べられないものもある。灰汁《あく》や水で煮るあく抜き作業が必要な木の実もあるので要注意。また、湿気ると微生物、カビ、害虫などにやられる。そのまま食べると、発ガン性のあるカビ毒アフラトキシン等で被害を受けることもある。とくに輸入ナッツには注意。またオレイン酸など各種、不飽和脂肪酸が豊富なだけに、保存が悪かったり、直射日光に当たると、過酸化脂質に変化する。これは、いわゆる「活性酸素」を増やす有毒物質。見た目、味で少しでも古いものは、食べると逆に健康を害する。ナッツ類は、このように高栄養なので砕いて野菜サラダや、パン、クッキーなどに混ぜると料理がグンとリッチになる。

美味しさだけでなく抜群の栄養強化となる。おすすめはピーナッツ、クルミ、栗、アーモンド、カシューナッツ、松の実、カボチャ種、ヘーゼルナッツ……などなど。

ピーナッツ

ビールの友のみにあらず

あまりにポピュラーなナッツ。脂肪とたんぱく質に富む。たんぱく質は必須アミノ酸を八種類も含む。脂肪分は全体の四五％だが、ほとんどが不飽和脂肪酸。コレステロールを逆に低下させる。さらにビタミンＢ１とビタミンＥも豊富。一〇〇ｇ中一五〇㎎の高カルシウム食だ。その効能は、案外多い。

▼高血圧 ピーナッツを酢の中に漬けたものを、朝夕約一〇粒ずつ食べると血圧が低下していく、という。

▼動脈硬化 多く含まれる不飽和脂肪酸とステロールが、悪玉コレステロールを低下させ、動脈硬化を防ぐ。また、殻も捨てるなかれ。殻にもコレステロールを下げる成分が含まれるので、せんじて朝晩飲むと有効。

▼冷え症 含有されるビタミンＥやチロキシンが血をサラサラにする。末梢血管まで血が届

くので、冷え症や、しもやけなど改善される。

▼**老化防止**　ビタミンEは、「活性酸素」を除去して老化を防止する。また赤血球を増やして細胞をじょうぶにする。若返り効果で、肌の色つやもよくなる。

ただ、ピーナッツは高カロリー食品だから、ほどほどに。食べ過ぎると肥満につながる。

くるみ

栄養抜群の「貴族の美容食」

くるみは、古代より「貴族の美容食」と呼ばれてきた。

果肉の六～七割が脂肪分。よって一〇〇g六七三キロカロリーという高エネルギー食品。たんぱく質も他のナッツより多い。カロチン、ビタミンB1、ビタミンB2、ビタミンEとビタミン類も抜群。さらにカルシウム、リン、鉄分なども豊か。これらが美容に、若返りに最適。

ただ、栄養が強すぎるので、食べ過ぎないように。一日、三、四粒くらいが適量でしょう。薬効も多い。

▼**肥満**　植物性たんぱく質、植物油がコレステロールを下げていく（食べ過ぎは逆に肥満になるので要注意！）。

▼**動脈硬化**　含まれる不飽和脂肪酸が血中の老廃物を除去して、血管を強くする。

▼強壮スタミナ源　古代から、くるみはスタミナ源として有名。高栄養が速やかに吸収される。渋皮を付けたまま食べればさらに効果的。

▼せき止め　くるみとショウガを細かく刻んで、朝夕食べるとせきが収まる。くるみをすりつぶし、熱湯を注いで砂糖とおろしショウガを混ぜて飲んでも効く。

▼便秘解消　くるみとゴマを三〇gずつすりつぶしたものに、熱湯を注いで飲む。

▼神経衰弱　不眠症など、毎日、くるみを数個食べるだけで、気持ちが和らぎ、ぐっすり眠れるという。

▼美肌づくり　毎日食べていると肌がつやつやして、ハリがでてくる。これは血液が浄化されて皮膚の代謝が促進されるから。

ぎんなん

最近お悩みの貴兄におすすめ

レンチン、アスパラギン酸などの薬効成分を含む。またビタミンA、Cも多い。ただアルカロイドを含むため、たくさん食べると嘔吐など中毒症状を引き起こす。昔から「齢の数以上食べてはナラン」と言われてきたのも、そのためです。

薬効は――

▼ぜんそく・せき止め　微量に含まれる青酸配糖体が咳を静める。ぎんなん五～六粒を水で煮て、砂糖を加え、毎日食べると、しつこい咳も消える。

▼精力増強　ぎんなんを植物オイルに半年漬けたものを、一日一～五粒食べ続けると強精薬となるそうだ。最近、お疲れの貴兄、おためしあれ。

▼膀胱炎　生のぎんなんには、すぐれた利尿作用がある。膀胱炎、尿道炎など泌尿器官の炎症には次の療法が有効。ぎんなん一五粒をすりつぶす。水とハチミツを加えて飲む。大量の尿が排泄され、その洗浄効果で膀胱炎、尿道炎などの感染菌も洗い流されてしまう。合理的な〝治療法〟だ（『クスリになる野菜・くだもの』大塚滋監修　創元社、『食材図典Ⅱ』小学館他、参照）。

★なるほど！耳よりヒント

リンゴで大腸ガン三分の一　ネズミにリンゴ繊維（ペクチン）を一〇％添加したエサを与えると、普通のエサのネズミに比べ、ガン発生は四三％と半分以下に。さらに二〇％添加群ではガン発生は約三分の一にまで激減。またガン発生個数や大きさも小さかった。レモン繊維（ペクチン）の実験では、無添加エサではガン発生率は一〇〇％。それに対してレモン繊維投与群は、七〇％までガンを抑制した。リンゴは大腸ガン予防に極めて有効だ（富山医科薬科大、田沢助教授ら）。

14 そば

――そば食いは長命、長くしなやかに……

●心臓マヒ、脳卒中で死なない！
●そばもタンパク質豊富な〝畑の肉〟だ
●リッチなビタミンB群で疲労も回復

日本蕎麦《そば》食べ歩きの愉しみ

「どうでい、ちょいと、そばでもたぐろうか？」

落語の世界でも、そばの噺《はなし》は欠かせない。

また引っ越しそばから年越しそばまで、日本の古き良き暮らしに、そばは馴染んできた。

昨今そば通を自称する人も多い。本格的な日本蕎麦《そば》店も全国に暖簾《のれん》を競う。そば好きにとって、ちょいと暖簾をくぐる食い歩きの愉しみもまた格別。私も人後に落ちないそば好き。とくに新そばは、まず汁に付けず、そのまま口に運ぶ。幾度か噛むと、鼻に新そばの香りが抜けて何ともいえない。そばはスパゲッティなど西洋の麺類とくらべて、何とまあデリケートであろうか。微妙な色合い、歯応え、香りのちがい。それを、嗅ぎ分け、噛み分け、味わい分けるのが、そば通の醍醐味……。大味な西洋の食文化と、繊細な東洋の食文化。そのちがいを際立たせるのが、そばの味わいの境地といってよいだろう。

真のそば通は汁《つゆ》に薬味の葱《ねぎ》を入れることも嫌う。葱がそばの香りを殺すからである。江戸っ子は、そばを汁にたっぷり漬けるもんじゃぁねぇ——と啖呵《たんか》を切る。半分だけ汁につけて啜《すす》る。すると、そば自身の味、つぎに汁のついた味の二つが楽しめる、という理屈である。落語で「死ぬまでに、一度、そばにたっぷり汁を漬けて食いたかった……」という台詞があり笑わせる。江戸っ子の粋好みと痩せ我慢の面白さ。

風味が生きる「そばの三たて」

老舗《しにせ》のそば屋は出前を断る。これも気取りや嫌がらせではない。

そば好きなら、だれでも知っている符丁に「そばの三たて」がある。つまり「挽きたて」「打ちたて」「茹でたて」。つまり、客の顔を見て、玄そばを挽いて、打って、茹でたものがいちばん美味しい、という意味で「三たて」という。

一生を、そばにかけたある製粉会社の社長さんから初めて伺い、なるほど、そばの世界は奥深く厳しいものだな……と得心した。

つまりは鮮度と風味が命。だから、どうぞと出されたら、すぐ箸を付け鼻先に運べば、ほのかに香り、口に含めばコシが味わえる。出前をすれば、時間がかかる。「茹でたて」の香り、こしも飛んでしまう。のびてしまう。だから、ほんらい、そば屋の出前などありえない。ある高名なそば好きの文学者が亡くなる間際に、せめてもう一度、行きつけのあの老舗《しにせ》のそばが食べたい……と枕元の近親者に言う。この世の名残にと身近な者が、これこれ、かくしかじかと、その名店に出前を頼む。しかし電話を受けた店主は、どんなご事情でも出前はできませぬとピシリ頑くなに断り、ついにそのまま殺しちゃった……というエピソードを聞いた。そば好きの意地と、そば売りの意地がぶつかったいい話だ。

微妙精緻な味わいの境地

私の周辺にも〝そば食い〟は多い。ある人など全国、数百の評判のそば屋を食い歩いて、全部、空で記憶していたのにはたまげた。

「……静岡と言えば、駅前の角を右に曲がった先にあるそば屋は旨くてねえ……」

と地名が出るとパッとその土地の美味いそば屋がデータベースのように出てくる。

そばは日本酒と似ている。どれも同じに見えて、どれ一つとして、同じものがない。その微妙精緻な違いを食べ分けることも、またそば食いの楽しみなのだ。

このデリケートな味わいの境地が、欧米人などに、わかるのかしら……と思っていたら、オーストラリア、シドニーに本格的な日本そば屋が開業して、大変な評判だという。

最初はヘルシーフードとして、暖簾をくぐる白人が、そのシンプルに見えて奥深い味わいの世界に目覚めているのだろう。

日本を救ってきた救荒植物

あるとき、東北福島を旅した。列車の窓外に一面の白い花のそば畑が広がる。稲の転作作物として蕎麦《そば》が栽培されている。「タデ食う虫も好き好き」という諺《ことわざ》がある。そばはタデ科の植物。五月から六月にかけて栽培される夏ソバと、九月から栽培される秋ソバがある。痩せた土地や寒冷地などでも育つ強靭な生命力を持つ。さらに、植えて五〇～七〇日で収穫できる。そのため飢饉などを救う救荒作物として古くから作付けされてきた。その記録は古く『続日本紀』に養老六年（七二二年）に、元正天皇が「日照りにより、稲が育たなかったので、応急策としてそばを作るよう」詔勅《しょうちょく》を出した、という記録がある。そばは日本人の生命をも、救ってきたのです。

地球温暖化、異常気象など、飢饉の恐怖は世界的なものだ。日本人のサバイバルのためにも、救荒作物そばを再評価するときです。

比叡山の荒行を支えたそば

「ザルそばばっかり食ってると、栄養が足りないよ」

世におせっかい、勘違いは多い。じつは、そばは、ほぼ完全栄養食と言っても過言ではない。比叡山延暦寺に室町時代から伝わる〝千日回峰行〟と呼ばれる荒行がある。その踏破する距離は四万㎞……！　なんと地球一周に相当する。世界広しといえども宗教的修行で、これを超える過酷な行はあるまい。この荒行に入る前にトレーニング的な〝前行〟がある。一〇〇日間〝五穀〟を食べてはならない「五穀断ち」である。主食の米、麦、豆腐などの他、塩もとらない。その代わり五穀に入らないそばと少しの野菜だけで生命力を保つ。この〝前行〟が後の九日間の「断食・断水・不眠・不臥」の超荒行に耐えさせる体力を養うのだ。人間が断食・断水で生きられる限界は三日とも言われる。さらに眠らず、横にならないで九日も過ごすのだから言語を絶する。延暦寺の大僧正、葉上照澄師は、四五歳から、この〝千日回峰行〟を三回も達成された、まさに超人である。そばのスーパー栄養がなければ絶対に不可能であった奇跡であろう。

そばも〝畑の肉〟だ

そばの実は堅い菱形の殻に覆われている。殻を取り去った実を、そば米と呼ぶ。たんぱく質は、そば米（九・七％）、精白米（六・八％）と、そばの方が一・五倍と豊富。ふつう、そばは、つなぎに小麦粉を使い麺に打つ。これを、そば切りと呼ぶ。小麦のたんぱく質が加わるので、そば切りは、御飯にくらべて、たんぱく質は約二倍となる。

人体で作られないアミノ酸を必須アミノ酸という。そばには、そのリジンが米や小麦粉の二倍以上も含まれる。そばはたんぱく質が米よりも質量とも二倍以上優れるのだ。小麦粉には必須アミノ酸のリジンが極めて少ない。よってパンを主食とする人々は、それを補うために必然的に肉を求めた。こうしてパンと肉というパターンが定着した。食糧学院校長の高木和男氏によれば、そばは豊富なリジンで穀類の欠点を補うという。つまり、そばは肉の代わりとなる。大豆が畑の肉と呼ばれるが、そばも〝畑の肉〟であったのです（リジンを大量に摂るには牛肉が最適に思える。しかし動物性脂肪等による大腸ガン、心臓マヒ、脳卒中激増などリスクの方が大きい。要注意）。

食物繊維は白米の二・五倍

そばのもう一つの利点。それが食物繊維です。大腸ガン、心臓病、糖尿病、脳梗塞などを防ぐ効能があり栄養学的にも注目されている。日本人は第二次大戦後は一日一七〜二〇gの食物繊維をとっていた。しかし食生活の洋風化で一四〜一五gまで減少。現代人にとって、より多くの食物繊維をとることが、きわめて重要。そば粉には食物繊維が白米の二・五倍も含まれる。それもヘミセルロースと呼ばれる食物繊維。これはフスマに多く、水分を吸収する力が強い。つまり大腸内で毒性物質やコレステロールなどを吸着し、おまけに便秘まで解消してくれる。

千葉大学の面白い実験があります。ネズミにそば粉五五％を含むエサを与え、同量の小麦粉を加えた対照群と比較してみた。すると、そば粉の方が血中コレステロール上昇が抑制された。つぎに市販「そば麵」（そば粉四五％、小麦粉五五％）と「ひやむぎ」（小麦粉一〇〇％）をネズミに与えてみると、やはり「そば麵」の方が「ひやむぎ」より血清の総コレステロール値を低下させた。さらに善玉である「高密度リポたんぱく質中コレステロール」は増加していた。つまり悪玉を減らし、善玉を増やし、コレステロール代謝を改善したのです。

国立栄養研究所の栄養資源開発研究室長、辻啓介氏は「そば食は動脈硬化性疾患の心筋梗塞や脳梗塞に対して予防効果をもち、多分その効果は食物繊維によるもの」と指摘しています。

コレステロールを減らす働きもある

「そばにアブラ分が含まれる」と言ったらへエーっと思われるでしょう。じつは、そばの実には二～三％のアブラ分も含まれる。大部分は内胚乳と呼ばれる部分にある。その中でも優れているのがストステロールなどのステロール類脂分。これらはコレステロールの小腸での吸収を阻害し、血中コレステロール上昇を防ぐ。現代人は肉食過多などで血中コレステロール値が平均でも一八〇㎎／dLと高め。正常値は一五〇㎎／dL以下と言われる。つまり、そばを食べると高血圧を改善し心臓病や脳卒中リスクを未然に防いでくれるのだ。そば好きに長命が多い……とは、よく言われる。それも、栄養学的に理にかなっていたのです。

高血圧症を治すルチン効果

そばの有名な栄養素がルチンです。

最近話題になるフラボノイド配糖体の一種。毛細血管が脆《もろ》くなるのを防ぐ作用が確認されている。東北大学農学部の鈴木建夫教授らの研究によれば、脳出血や貧血性の病気を予防する効果がある。毛細血管の透過性に関係しており、構造も酷似しているので、ビタミンPの一種とみられています。

ルチンは、そば粉一〇〇g中に約六・五mg含有される。産地、季節による差はほとんどない、というから嬉しい。茹でそばに一・二mg含まれ、そば湯には二・一mg溶け出す。昔から「そばの抜き湯で赤子が育つ」という譬《たと》えがある。それだけ、そば湯は栄養豊富なのだ。そば屋で、そば湯をサービスで出すのもまた理にかなっている。ルチンの効能は毛細血管を強くし内出血を防ぐこと。ビタミンCと一緒にとると、さらに効能は強まる。つまり薬味や野菜とそばを食べれば、より理想的です。

心臓マヒ、脳卒中で死なないゾ

日本人の死因の第一位はガン。二位は脳卒中など脳血管障害。さらに三位は心臓疾患。この二位、三位は、いずれも高血圧症が引き金となる。つまり、高血圧症でポックリいく人は、全体ではガンより多い。人体には、血圧を上昇させる「体液性因子」（ACE）と呼ばれる物質が存在する。このＡＣＥ作用を抑制すれば、血圧は正常に保たれることになる。鈴木教授らの研究では、そば粉には、他の食品に比べてＡＣＥ阻害作用がずば抜けていることが立証された。これは、そばに豊富なルチンによるものとみられている。

さらに、そばにはγ‐アミノ酪酸（ＧＡＢＡ）と呼ばれる栄養成分が大量に含まれます。これは動物の脳に存在し抑制性神経伝達物質として作用している。「頭の良くなる物質」との説もあります。さらに「脳中枢に働きかけ血圧を安定させる」作用も報告。

そばが高血圧を正常にしてくれる。そのメカニズムが医学的にも次第に解明されてきました。心臓マヒ、脳卒中で死なないために、そばを食べよう！

体がダルイならビタミンＢ群

そばはビタミンＢ１、Ｂ２も豊富です。Ｂ１は茹でそばでも御飯の約二倍。そばのビタミンから栄養を丸ごといただくベストの方法は〝そばがき〟です。

そば粉に、熱湯を注いで箸でかき混ぜるだけ。そばの香りがプーンとたって、これが実にうまい。そして早い。インスタントそば料理として、おすすめしたい。酢醤油など、かんたんな味つけで驚くほど美味しい。この〝そばがき〟にすると、たった一〇〇ｇで成人一日当たりのビタミンＢ１必要量の四割をとれる。

最近、街角で若者がしゃがみこんだり、座り込んだりしている光景をよく見る。カップめんなどの常食でビタミンB1欠乏症となり慢性の脚気状態なのだという。だから脚がダルくて立ってられない。べったり道路に座り込む若者たちを〝ジベタリアン〟と言うそうだ。ベジタリアンとは、似て非なる栄養失調症。若者よ、カップめんを投げ捨て、そばを食え！　そばにはビタミンB2も豊かだ。口内炎で悩む人は、この欠乏症の疑いあり。そばを食べれば完治していくだろう。近頃、からだがダルイ……なら、そばを食べてみよう。

必須ミネラルもすぐれもの

さらに、そばはミネラル分もバランスよく含む。カリウム、マグネシウム、リン、鉄分が多い。特筆したいのはマグネシウム。不整脈などを防ぐ大切な効能がある。しかし大豆など豆類などを除くとマグネシウムを豊富に含む食品は少ない。現代人は鉄分も不足がちで貧血気味だ。そばは鉄分も、大豆の約二倍も含む。

私は外食で、天玉そばが好物でよく食べる。専門家に言わせると、これは栄養バランスからいっても理想的という。サラリーマンなど、昼食を牛丼やハンバーガーなどですませる向きが多い。理想の昼食は、やはりそば屋の暖簾を分けた奥にあったのだ。なに懐《ふところ》が寂しければ立ち食いそばで十分……。

「ウドンにする？　そばにする？」私はできるだけ、そばにしている（ウドンも好物だが）。色の白いは七難隠す——というが、それは美人のたとえ。穀物は、白米、小麦など精白するほど、栄養分は乏しくなる。これはそばにもいえる。白い御前そばは上品だが、栄養価は灰色のそばのほうが優れる。例えば、たんぱく質含有量も、そばの実の表層は一五・一％が、内層では六・一％と半分以下になる。

そば粉、そば米を基本装備

そばは麺だけではない。もっともインスタントは前出〝そばがき〟。殻をとった〝そば米〟は、御飯に混ぜて炊いても美味しい。白米の栄養価がグンとパワーアップ。そば米による、そば雑炊も美味しく栄養価も抜群だ。〝そば饅頭〟も旨い。洋風で楽しむなら〝そばクレープ〟〝そばクッキー〟〝ポタージュ〟などはいかが？　欧米では健康食品として見直されている。

「……日本人は『くすり好き』で、とくに『ビタミン』や栄養剤というと相当の〝おかね〟を投じて、惜しまない。『ビタミン』や栄養は、生鮮食品から天然の状態で摂ることが最良の健康保持法であることは、すでに証明されている。ゆえに『日本そば』は四季を通じての優れた保健食の一つであることは当然といえよう」

千葉大学教授（薬学博士）の池田仁三郎氏の言や然り。そば粉とそば米を常備しておくと、手打ちそばからクレープまで、日常の食生活の幅が広がり抜群の栄養強化の装備となる（『そばうどん』柴田書店、他参照）。

＊貴重な資料・情報提供をいただいた白鳥製粉㈱に感謝申し上げます。

あとがき

「食べまちがい」――若いひとたちを見るとハラハラする。朝はマック、昼は牛丼、夜は焼き肉……。カネがないときゃカップめん。喉《のど》が乾けばコークで乾杯。手持ちぶさたでポテトチップス。こんな食生活では、おそらく四〇歳まで生きられるかどうか……。

ベジタリアン食をすすめると「エーッ！　鳥のエサじゃん」と素頓狂な声が返ってきそう。しかし、あのハリウッドの名優トム・クルーズがベジタリアン（菜食主義）と言うと「ヘェー」と一気に関心が盛り上がる。

●

トム・クルーズの専属料理人は、一人の日本の若者だった。彼は日本CI協会で玄米正食の調理をマスターしハリウッドスターにスカウトされた。スターの三度の食事をまかされた。トム・クルーズの大好物が〝切り干し大根〟と聞いて、何ともうれしくなる。

ちなみに元ビートルズのポール・マッカートニーもベジタリアンで有名。専属調理人を引き連れて来日した。大好物は豆腐料理だとか……。女性歌手マドンナも然り。ハリウッドや欧米上流階級にはベジタリアンが多い。日本のジャズ・トランペッター日野皓正さんも玄米菜食主義で知られる。彼らに共通するのは、実年齢よりも、驚くほど実に若々しいこと。そして、ひき締まったボディラインが美しい。

●

わたしが肉食の弊害を決定的に理解したのは、ハワード・ライマンの『マッド・カウボーイ』（邦訳『まだ、肉を食べているのですか』三交社）を翻訳してからだ。

とくに、約八〇〇〇年昔、サハラ砂漠は緑なす森林地帯だったが牛、羊などが放牧で食い尽くしてしまった――という事実は、ショッキングだった。

さらに、トラやライオンなど肉食動物の腸の長さは体長の三倍なのに、ヒトは一二倍もある。人類は明らかに草食動物である、という真実。しかし、人類の九九％は「自分が草食動物である」ことにすら気付いていない。なんと愚かでコッケイな話だろう。

●

草食動物が肉をたらふく食えば大腸ガンに四倍、五倍かかるのも理の当然だ。血管が脂肪で詰まり十数倍、心臓麻痺でコロッと死ぬ。それもあたりまえ。脳の血管が詰まれば脳梗塞か脳卒中。心臓病と同じ割合でバタバタ頓死する。あらゆるガンも肉を食べると急増する。ライマンは「肉食はタバコ以上に人類を殺してきた」と断言する。しかし、この真実は「言ってはいけない」「聞いてはいけない」タブー（禁忌）。

一六トンの穀物を一トンの牛肉に変換する牛は、過剰穀物在庫の〝圧縮装置〟なのだ（拙著

『食民地』ゴマブックス参照)。人類の無知な層に「肉を食わせ続ける」ことは、穀物メジャーが生き残る最低条件なのである。

●

われわれは、自分の食べたいものを選んで食べている――とかんちがいしている。

実は、巧妙なマインド・コントロールで〝餌づけ〟されている。テレビCM、マスコミ報道、政府の栄養政策、学界報告……などなど。巧妙に〝餌づけ〟の洗脳政策が進行している。ガンの最大悲劇も、「食べまちがい」の悲劇だ。

この一冊で、自然に則《のっと》って生きる術を、身につけて欲しい。日々の健康を実感し、喜び、充実した生を生きて欲しい。そして、何も知らずに「食べまちがっている」友人、知人にさりげなく、おしえてあげて欲しい。それが、わたしの願いです。

船瀬俊介（ふなせ しゅんすけ）

1950 年、福岡県に生まれる。九州大学理学部入学、同大学を中退し、早稲田大学第一文学部社会学科を卒業。地球環境問題、医療・健康・建築批評などを展開。著書に、『抗ガン剤で殺される』、『笑いの免疫学』、『メタボの暴走』、『病院に行かずに「治す」ガン療法』、『ガンになったら読む 10 冊の本』、『アメリカ食は早死にする』、『健康住宅革命』、『原発マフィア』、『抗ガン剤の悪夢』、『ショック！やっぱりあぶない電磁波』（以上、花伝社）、『買ってはいけない』（金曜日）、『あぶない電磁波』（三一書房）、『やっぱりあぶない IH 調理器』、『病院で殺される』、『血液の闇』（共著）（以上、三五館）、『知ってはいけない !?』、『「長生き」したければ、食べてはいけない !?』、『ガン検診は受けてはいけない !?』（以上、徳間書店）、『日本の真相！』（成甲書房）、『「モンスター食品」が世界を食いつくす！』、『ワクチンの罠』（イースト・プレス）、『市販薬の危険度調べました』（三才ブックス）など多数。

船瀬俊介公式ＨＰ　http://funase.info/（メルマガ配信中）

番茶・ゴマ・海苔・味噌　**和食の底力**

2014年11月25日　初版第１刷発行
2025年５月20日　初版第４刷発行

著者 ―― 船瀬俊介
発行者 ― 平田　勝
発行 ―― 花伝社
発売 ―― 共栄書房
〒101-0065　東京都千代田区西神田2-5-11 出版輸送ビル2Ｆ
電話　03-3263-3813
FAX　03-3239-8272
E-mail　info@kadensha.net
URL　https://www.kadensha.net
振替　00140-6-59661
装幀 ―― 黒瀬章夫（ナカグログラフ）
印刷・製本 ― 中央精版印刷株式会社

ISBN978-4-7634-0722-1 C0077